Stark im Alter

Krafttraining für Senioren

von
Luisa Appelles

SingLiesel

Druck
FINIDR, Czech Republic

Satz und Umschlag
Martin Janz, Freiburg i.Br.

Fotos
© Johannes Röser

Icons
Gummiband: © vectorwin/shutterstock.com
Handtuch: © anastasiia ivanova/ shutterstock.com
Hantel: © graphixmania/shutterstock.com
Kissen: © davooda/shutterstock.com

ISBN 978-3-948106-14-0

Liebe Leserinnen und Leser,

herzlichen Glückwunsch, der erste Schritt ist getan! Sie haben sich entschieden, etwas für sich, Ihren Körper und Ihre Gesundheit zu tun. Bewegung und körperliche Aktivität sind wichtige Bausteine für ein gesundes und bewusstes Leben. Und eins ist sicher: Für körperliche und sportliche Aktivität ist es nie zu spät. Jeder Schritt, jede kleine Kraftleistung und jeder bewusste Entspannungsmoment bringt Sie weiter.

Aktuelle Forschungsergebnisse bestätigen: Bewegung wirkt sich in jedem Lebensabschnitt positiv auf die Gesundheit aus und trägt dazu bei, viele der im Alter vermehrt auftretenden Erkrankungen zu verhindern oder zumindest hinauszuzögern. Wir können durch regelmäßige Bewegung beispielsweise Bluthochdruck, Herzinfarkt, Schlaganfall, metabolisches Syndrom, Diabetes mellitus, zahlreiche degenerative Erkrankungen bis hin zu Tumoren beeinflussen oder ihnen vorbeugen und unseren Körper schützen.[1] Somit haben wir es selbst in der Hand, die Lebensqualität unserer späteren Jahre zu beeinflussen, indem wir die notwendige körperliche Verfassung für eine erfolgreiche Alltagsbewältigung im Auge behalten.

Es geht nicht um sportliche Höchstleistungen, sondern um die Etablierung von Bewegungsroutinen. Diese können sich von einem ausgedehnten Spaziergang mit punktuellen Kräftigungsübungen über eine Morgenroutine von 15 bis 20 Minuten bis hin zu einem Bewegungsprogramm mit kräftigenden Übungen über 30 bis 45 Minuten erstrecken.

Mit diesem Buch möchte ich Ihnen eine Sammlung von Übungen zur eigenständigen Schulung der Kraft der großen Muskelgruppen und ein umfängliches Bewegungsprogramm geben. Ergänzend dazu stelle ich Ihnen Übungen zur aktiven und bewussten Entspannung als wichtigen Teil der Kräftigung Ihres Körpers vor.

Außerdem habe ich Ihnen Übungsprogramme mit unterschiedlichen Schwerpunkten zusammengestellt und gebe Ihnen Tipps und Hinweise für die eigene Gestaltung von Trainingseinheiten, mit denen Sie Ihr Trainingsprogramm an Ihre Bedürfnisse – Tagesform oder individuelle Schwerpunkte – anpassen können.

Jetzt geht's los! Beginnen Sie Ihr Muskeltraining. Genießen Sie die angenehmen Effekte von Kraft und Entspannung und die Freude an der Bewegung. Ich freue mich, dass Sie mit diesem Buch mehr körperliche Aktivität in Ihren Alltag bringen werden!

Ihre Luisa Appelles

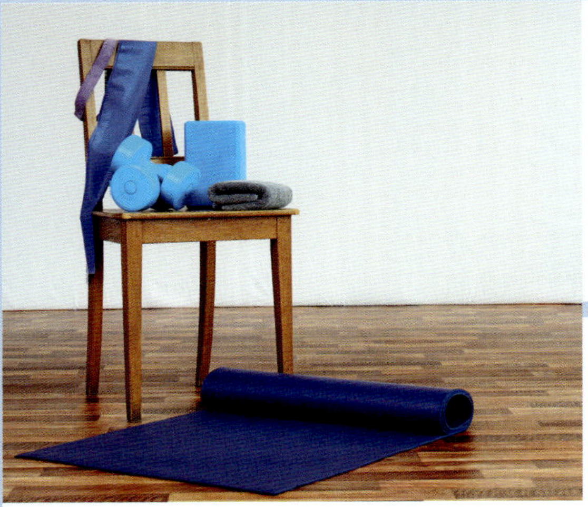

Inhalt

Üben mit dem Buch

SO KLAPPT DAS TRAINING ZUHAUSE

Zu Beginn ist es wichtig, eine gute Basis zu schaffen. Deshalb geht es hier um Grundsätze des Trainings und der Trainingsgestaltung sowie um Hinweise für die Durchführung der Übungen.

ÜBUNGSPLATZ

Suchen Sie in Ihrem Zuhause nach einem Ort, der für das Training geeignet ist: Reicht der Platz, um sich mit ausgebreiteten Armen im Kreis zu drehen? Haben Sie bei Bodenübungen genügend Platz, um sich auszustrecken? Gibt es Stolperfallen, wie z. B. Teppichläufer?

KLEIDUNG

Wählen Sie bequeme Kleidung, die Sie nicht einschränkt und die sporttauglich ist. Sehr weite Oberteile oder Hosenbeine sind ungeeignet. Schmuck oder Gürtel legen Sie am besten ab. Antirutsch-Socken, feste Schuhe ohne Absatz oder geschlossene Turnschuhe sorgen für einen sicheren Stand und rutschfreie Bewegungen. Wenn Sie sich dabei wohlfühlen, können Sie auch barfuß trainieren.

HILFSMITTEL

Für die Bodenübungen brauchen Sie eine rutschfeste **Gymnastikmatte**, auf einem Teppichboden genügt eine Wolldecke oder ein großes Badetuch. Die Mattenhöhe sollte zwischen 0,8 bis 2,0 Zentimeter betragen. Zu weiche Matten sorgen für eine geringere Stabilität, was die Durchführung einiger Übungen behindern könnte.

Wenn Sie einen **Stuhl** verwenden, dann nehmen Sie einen fest stehenden Stuhl ohne Armlehnen.

Für manche Übungen brauchen Sie Hilfsmittel. Die Symbole geben jeweils an, welche Hilfsmittel für die Übung oder für eine der Varianten benötigt werden. Einige Hilfsmittel können zudem zur Bewegungsregulierung bzw. als Hilfe zur Bewegungsausführung oder Intensitätssteigerung eingesetzt werden.

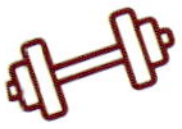

Verwenden Sie ein Paar **Hanteln** als Zusatzgewicht. Alternativ können Sie zwei mit Leitungswasser gefüllte, gleich große Plastikflaschen benutzen, die Sie gut greifen können. Achten Sie darauf, dass diese fest verschlossen sind. Das Gewicht sollten Sie so wählen, dass Sie 10 bis 12 Wiederholungen problemlos ausführen können und dabei nicht in ruckartige Bewegungen verfallen. Zu Beginn bieten sich 1,5-kg- oder 2-kg-Hanteln an.

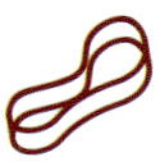

Benutzen Sie ein **Gummiband** (alternative Bezeichnungen: Physioband/Elastikband/ Widerstandsband). Überprüfen Sie das Band vorher auf Risse oder Löcher, da diese unter Spannung dazu führen können, dass das Band reißt. Gummibänder gibt es in verschiedenen Stärken, oft auch als Set. Beginnen Sie zunächst mit einem geringeren Widerstand und erhöhen Sie sukzessiv die Intensität der Übung, indem Sie Gummibänder mit einem höheren Widerstandsgrad verwenden.
Zur Intensitätssteigerung kann zudem ein **Ringgummiband** (geschlossenes Gummiband, alternative Bezeichnung: Rubberband) genutzt werden. Auch dieses gibt es in unterschiedlichen Stärken. Sie können stattdessen auch ein zusammengeknotetes Gummiband verwenden.

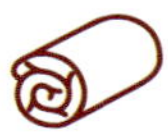

Für manche Übungen benötigen Sie ein Tuch, z. B. ein **Handtuch** (etwa 50 x 100 cm), ein dünnes Mikrofaser-Sporthandtuch, einen Stoffgürtel oder einen Schal aus nicht dehnbarem Stoff.

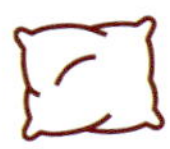

Bei Bodenübungen können Sie als Unterlagerungshilfe, z. B. für Ihre Knie, ein kleines **Kissen** verwenden.

Trainingsgestaltung

WIE KANN KRAFTTRAINING GESTALTET UND VARIIERT WERDEN?

Kennen Sie das? Sie möchten gerne sportlich aktiv werden, fragen sich aber: Wie oft soll ich trainieren und wie lang soll eine Trainingseinheit dauern? Was soll ich trainieren und welche Übungen soll ich dafür einsetzen? Im folgenden Kapitel zeige ich Ihnen, wie Sie Ihr Training gestalten können.

WIE OFT UND WIE LANGE TRAINIEREN?

Empfohlen wird, dass ältere Erwachsene muskelkräftigende körperliche Aktivitäten an mindestens zwei Tagen pro Woche durchführen.[2] Weitere Gesundheitseffekte können zudem erzielt werden, wenn der Umfang und/oder die Intensität der Bewegung über die Mindestanforderungen hinaus gesteigert werden. Das bedeutet: Zwei Einheiten pro Woche sind das Mindestmaß – mehr geht immer!

Für die Zunahme der Muskelkraft empfiehlt es sich, ein Kraftausdauer- bzw. Muskelaufbautraining in Zirkelform zu absolvieren. Die Belastungsdosierung des Hauptteils Ihres Trainings sieht dann wie folgt aus:

Dauer pro Übung: 8 bis 12 Wiederholungen
Umfang: 2 bis 3 Durchgänge aller Übungen der Reihe nach
Intensität: 30 % bis 85 % des Maximalgewichts, d. i. das eigene Körpergewicht inklusive leichtes Zusatzgewicht bzw. Widerstände
Häufigkeit: 2 bis 3 Trainingseinheiten pro Woche

Vor dem Hauptteil des Trainings wird der Körper durch Aufwärmübungen auf die anstehende Belastung vorbereitet. Nach den Krafttrainingsübungen geht es ans Abwärmen mit Dehn- und Entspannungsübungen als Nachbereitung und zur Einleitung der Regeneration.

Die Gesamtdauer eines Trainings ist abhängig von der gewählten Anzahl an Wiederholungen pro Übung, den Durchgängen sowie den individuellen Pausen zwischen den einzelnen Übungen und/oder Durchgängen. Versuchen Sie, sich pro Training mindestens 30 Minuten für sich und Ihren Körper zu gönnen.

Achten Sie darauf, dass Sie das Krafttraining gut in Ihren Alltag integrieren können und sich daraus Routinen entwickeln. Denn nur mit einem regelmäßigen Training über mindestens 8 bis 12 Wochen erzielen Sie Erfolge und erreichen Veränderungen. Besonders wichtig ist, dass Sie die Häufigkeit der Trainingseinheiten Ihrem Leistungsstand sowie Ihrer aktuellen Tagesform anpassen. Hören Sie auf Ihren Körper. Fordern ist gewünscht, aber nicht überfordern!

WAS TRAINIEREN UND MIT WELCHEN ÜBUNGEN?

Für die Beantwortung der Fragen, was trainiert werden sollte und welche Übungen dafür geeignet sind, ist ein Blick auf unsere Muskulatur und die Verteilung über unseren Körper hilfreich. Der menschliche Körper besteht aus ca. 600 Skelettmuskeln, die für alle Bewegungen sowie die Aufrichtung und Stabilisierung unseres Körpers zuständig sind. Einzelne Muskeln lassen sich in Muskelgruppen einteilen und diese wiederum in mehrere Körperbereiche:

Oberer Körperbereich

1 Nacken/Hals
2 Schultern
3 Arme
4 Brust
5 Oberer Rücken

Mittlerer Körperbereich

6 Mittlerer und unterer Rücken
7 Bauch

Unterer Körperbereich

8 Gesäß
9 Oberschenkel
10 Unterschenkel

GESTALTUNG EINES TRAININGS

Da jede Muskelgruppe bestimmte Funktionen bei Bewegungsausführungen übernimmt, hilft die Zuordnung der Muskelgruppen zu Körperbereichen bei der Gestaltung von Trainingseinheiten. Denn dadurch kann man sich beim Training an den einzelnen Körperbereichen orientieren.

Für ein Krafttraining, das den ganzen Körper umfassen soll, wählen Sie einfach 1 bis 3 Übungen pro Körperbereich aus. Diese werden dann in eine Reihenfolge gebracht, bei der sich die Körperbereiche abwechseln. Somit erreicht man eine gleichmäßige Belastung aller Körperbereiche. Ebenso kann man durch die Anhäufung von Übungen aus einem Körperbereich individuelle Trainingsschwerpunkte setzen. Sie haben es in der Hand!

BEISPIEL FÜR EINE TRAININGSEINHEIT

Bei der Gestaltung der folgenden Trainingseinheit wurden 5 Übungen aus dem Bereich „Aufwärmen und Mobilisation" als Start für das Trainingsprogramm gewählt. Für den Hauptteil wurden jeweils 2 Übungen aus den Körperbereichen „(A) Arme/Schultern/oberer Rücken", „(B) Rücken und Bauch" und „(C) Gesäß, Oberschenkel und Waden" sowie eine Übung für die Ganzkörperkräftigung ausgewählt. Der Schluss unterteilt sich in ein Dehnen der großen Muskelgruppen sowie eine Entspannungsübung.

Einleitung:
Aufwärmen & Mobilisation

- Kopfpendel (S. 19)
- Armpendel (S. 20)
- Oberkörperrotation (S. 24)
- Beinschwünge (S. 27)
- Gehen auf der Stelle (S. 26)

Hauptteil:
Kräftigung in Zirkelform

- Rudern mit Gummiband (S. 43)
- Beinpresse umgekehrt (S. 52)
- Beckenheben aus der Rückenlage (S. 64)
- Kombiübung für Schultern und Arme (S. 40)
- Rumpfrotation aus dem Kniestand (S. 59)
- Kniebeuge (S. 70)
- Gehen in der Kniebeuge (S. 71)

Schluss:
Dehnen & Entspannung

- Tiefer Ausfallschritt (S. 109)
- Ausfallschritt seitlich (S. 108)
- Seitbeuge im Stand (S. 102)
- Dehnung Trizeps (S. 98)

Wie fit bin ich?

TESTEN SIE IHRE FITNESS

Sie haben die Entscheidung getroffen, dass Sie etwas für Ihre Gesundheit tun und Ihre Kraft, Beweglichkeit und Ausdauer schulen möchten. Bevor Sie starten, ist es interessant, zu wissen, wie fit Sie schon sind und wo Ihre individuellen Stärken und Schwächen liegen. Denn durch persönliche Trainingsprogramme können Ihre Stärken gefördert und Ihre Schwächen reduziert werden. Um dies herauszufinden, helfen Ihnen verschiedene Tests. Sie sind aber nicht nur praktisch, um Ihr Training zu planen, sondern haben noch einen weiteren Vorteil: Wenn Sie die Tests nach einer gewissen Trainingszeit wiederholen, können Sie objektiv beurteilen, in welchen Bereichen Sie sich wie verbessert haben.

Deshalb werden in diesem Kapitel einfache Tests für die Messung der Kraft in Armen und Beinen sowie der Beweglichkeit in Hüfte und Schultern vorgestellt. Die drei Tests sind dem **Alltags-Fitness-Test** des Deutschen Olympischen Sportbundes (DOSB) entnommen. Alle Tests sind eigenständig durchführbar.
Im Anschluss finden Sie die jeweiligen Auswertungsdiagramme für Männer und Frauen. So können Sie Ihre ganz individuellen Stärken und Schwächen erkennen.

Los geht's auf den nächsten Seiten!

BEINKRAFT

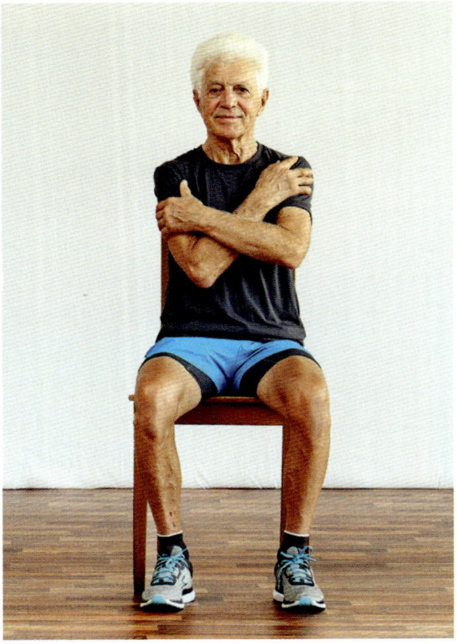

ABLAUF

Setzen Sie sich aufrecht in die Mitte des Stuhls, die Füße stehen flach auf dem Boden, Ihre Arme halten Sie vor der Brust gekreuzt.

Stehen Sie innerhalb von 30 Sekunden ohne Benutzung der Arme (also kein Abstützen am Stuhl oder der Stuhllehne) mehrmals vollständig auf und setzen Sie sich wieder hin. Zählen Sie die Anzahl der Wiederholungen mit. Jeder vollständige Stand wird gezählt.

Mit diesem Test wird die Beinkraft ermittelt, die für zahlreiche Aktivitäten erforderlich ist, wie Treppen steigen, gehen, in Fahrzeuge ein- und aussteigen. Kraft in den Beinen reduziert außerdem das Sturzrisiko.

Für den Test benötigen Sie eine Stoppuhr (z. B. auf dem Handy) oder eine Uhr mit Sekundenzeiger und einen Stuhl. Stellen Sie den Stuhl an eine Wand, um ein Wegrutschen zu verhindern. Bitten Sie bei Bedarf eine weitere Person, die Zeit zu stoppen.

Die Füße sollten nicht zu nah am Stuhl positioniert sein – ein 90-Grad-Winkel zwischen Oberschenkel und Unterschenkel ist optimal.

ARMKRAFT

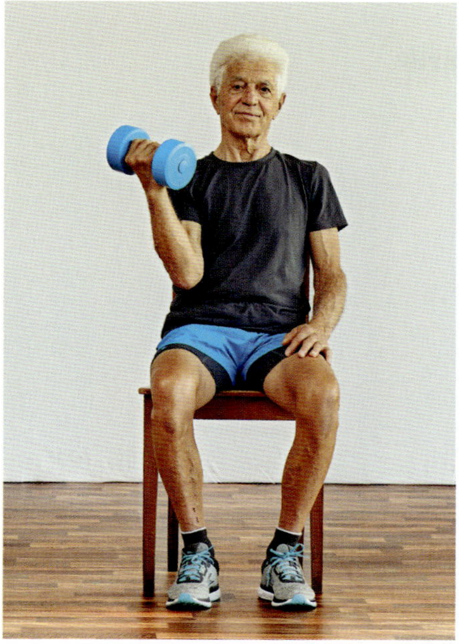

Bei diesem Test wird die Armkraft, die für viele Aktivitäten des Alltags benötigt wird, überprüft, indem eine Hantel mehrmals aus einer gestreckten Haltung des Arms zur Schulter geführt wird. Im Alltag ist die Armkraft beim Halten, Heben oder Tragen von Gegenständen wichtig.

Auch für diesen Test benötigen Sie eine Stoppuhr (z. B. auf dem Handy) oder eine Uhr mit Sekundenzeiger und einen Stuhl. Das Gewicht der Hantel beträgt 2 kg für Frauen und 4 kg für Männer. Wenn Ihre Hantel etwas schwerer oder leichter ist, passen Sie anschließend die Auswertung entsprechend an.

ABLAUF

Setzen Sie sich aufrecht auf einen Stuhl, Ihre Füße stehen flach auf dem Boden.

Halten Sie die Hantel seitlich am Körper mit gestrecktem Arm nach unten. Achten Sie darauf, dass die Hantel nicht am Stuhl streift. Setzen Sie sich bei Bedarf etwas mehr an den Rand der Sitzfläche. Beugen Sie nun Ihren Ellenbogen, führen Sie die Hantel bis zur Schulter und strecken Sie dann Ihren Arm wieder vollständig aus. Zählen Sie die Anzahl der Wiederholungen mit.

Die Bewegung erfolgt aus dem Ellenbogen. Der Oberarm bewegt sich während der Übung nicht. Ab der Hälfte der Beugebewegung dreht sich die Hand ein, sodass die Handfläche nach oben gerichtet ist. Um den Oberarm zu stabilisieren, kann der Ellenbogen am Körper abgestürzt werden.

SCHULTER- UND RUMPFKRAFT

Dieser Test erfasst die Kraft der Arm- und Rumpfrückseite im Stand. Eine stabile Rumpfrückseite ermöglich eine aufrechte Körperhaltung.

ABLAUF

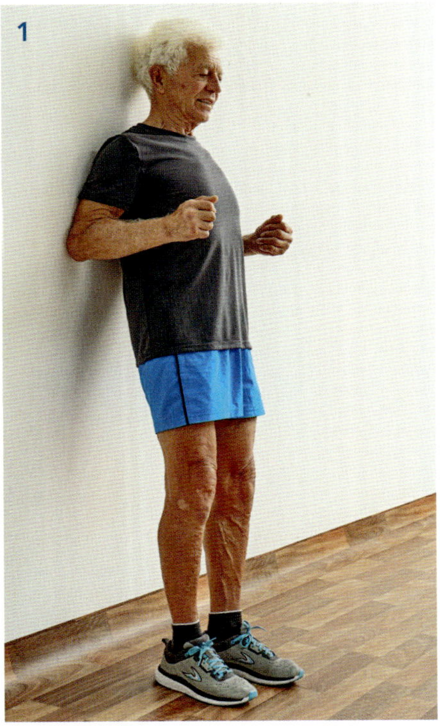

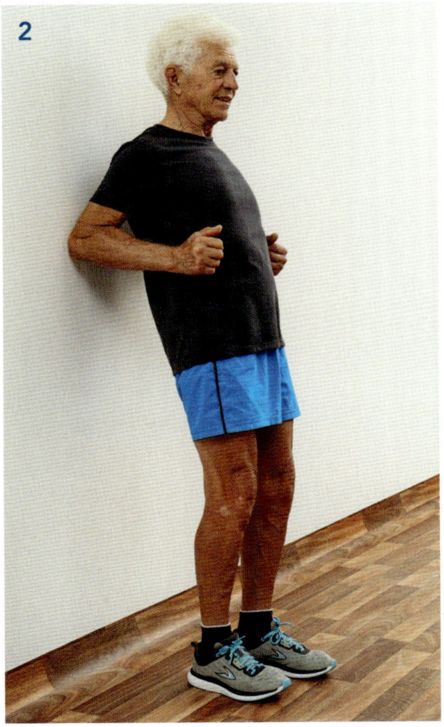

1 Stellen Sie sich im Abstand von ca. eineinhalb Fußlängen vor eine Wand und lehnen Sie sich mit Kopf und Schultern gegen die Wand. Ihre Arme heben Sie gebeugt an und legen die Ellenbogen an die Wand. Achten Sie darauf, dass Rumpf und Beine eine Linie bilden. Spannen Sie dazu das Gesäß an und aktivieren Sie die Rumpfspannung, indem Sie Ihren Bauchnabel nach innen-oben ziehen.

2 Drücken Sie sich mit beiden Ellenbogen von der Wand ab, halten Sie diese Position 1 bis 2 Sekunden und gehen Sie dann in die Ausgangsposition zurück. Wiederholen Sie diese Übung so oft wie möglich und zählen Sie die Wiederholungen.

AUSWERTUNG

ERLÄUTERUNG ZU DEN LEVELS

Für Menschen zwischen 70 und 75 Jahren haben die Levels folgende Bedeutung, wenn Sie älter oder jünger sind, müssten entsprechend mehr/weniger Wiederholungen möglich sein.

Level 1 = schon längere Zeit keinen Sport mehr gemacht bzw. Wiedereinsteiger.

Level 2 = Bewegung und körperliche Aktivität im Alltag gehören dazu, aber etwas mehr Fitness würde Ihnen guttun.

Level 3 = Bewegung und körperliche Aktivität sind im Alltag fest etabliert. Im Training darf es auch mal etwas anstrengender sein.

Anzahl der Wiederholungen	Beinkraft	Armkraft	Schulter- und Rumpfkraft
Frauen	Level 1: 1–10 Level 2: 11–14 Level 3: über 14	Level 1: 1–11 Level 2: 12–16 Level 3: über 16	Level 1: 1–5 Level 2: 6–10 Level 3: über 10
Männer	Level 1: 1–12 Level 2: 13–16 Level 3: über 16	Level 1: 1–14 Level 2: 15–20 Level 3: über 20	Level 1: 1–9 Level 2: 10–14 Level 3: über 14

Das Trainingsprogramm

Übungen zum Aufwärmen und zur Mobilisation

Das Trainingsprogramm oder die Übungen sind ausgewählt, Sie sind hoch motiviert und alles ist vorbereitet. Nun kann es losgehen!

Doch bevor Sie die gewählten Kraftübungen machen, beginnen Sie mit dem ersten Abschnitt des Trainings – dem Aufwärmen. Das Aufwärmen ist sehr wichtig und dient der Verletzungsprophylaxe, weil es Ihren Körper sanft auf die im Hauptteil anstehende Belastung vorbereitet. So bleibt das Training verletzungsfrei.

Die Aufwärmübungen sorgen z. B. für eine Vermehrung der Gelenkschmiere, eine bessere Gleitfähigkeit der einzelnen Anteile einer Sehne oder eines Muskels und für eine stärkere Stoffwechselaktivität. Damit dies gelingt, sollten Sie für das Aufwärmen 10 bis 15 Minuten einplanen. Sie können die Aufwärmübungen freistehend durchführen oder sich mit einer Hand an einer Stuhllehne oder einer Wand abstützen. Die Geschwindigkeit hängt von Ihrer individuellen Fitness ab. Sie sollten dabei auf jeden Fall noch gleichmäßig und relativ locker ein- und ausatmen können.

Wählen Sie pro Körperbereich (Hals/Nacken, Schultern, Arme, Hände, Rumpf, Hüfte, Beine) jeweils 1 Übung aus und führen Sie diese wie angegeben mit den entsprechenden Wiederholungen durch. Sie können natürlich auch alle 16 Übungen absolvieren. Dann wird Ihr Aufwärmprogramm einen deutlich längeren Zeitraum einnehmen. Sie dürfen die Wiederholungszahl einer Übung auch gerne erhöhen, wenn Ihnen diese besonders guttut. Im Allgemeinen ist 1 Durchgang pro Übung ausreichend.

Bei allen Übungen im Nackenbereich, die in Verbindung mit Pendel-, Schwung- oder Kreisbewegungen – bspw. Kopftwist, Kopfpendel – stehen, achten Sie bitte auf eine sehr kontrollierte Bewegungsausführung. Zu schnelle und ruckartige Bewegungen könnten ggf. Schwindel verursachen.

1 KOPFNICKER

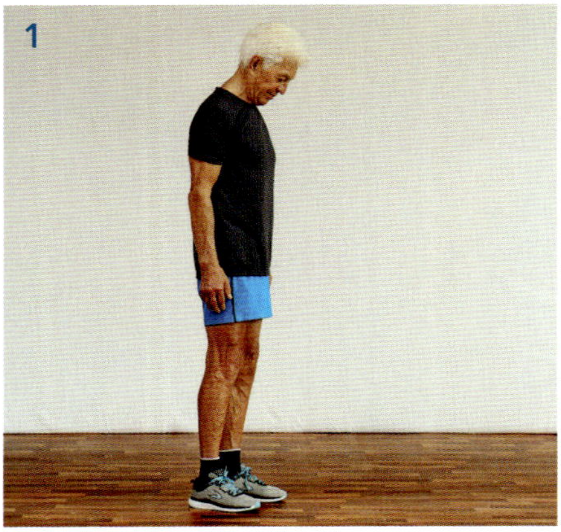

Stellen Sie sich hüftbreit hin, die Knie können leicht gebeugt sein, die Arme hängen seitlich neben dem Körper, der Blick geht geradeaus.
1 Neigen Sie den Kopf langsam nach vorn und bringen Sie das Kinn in Richtung Brustbein.

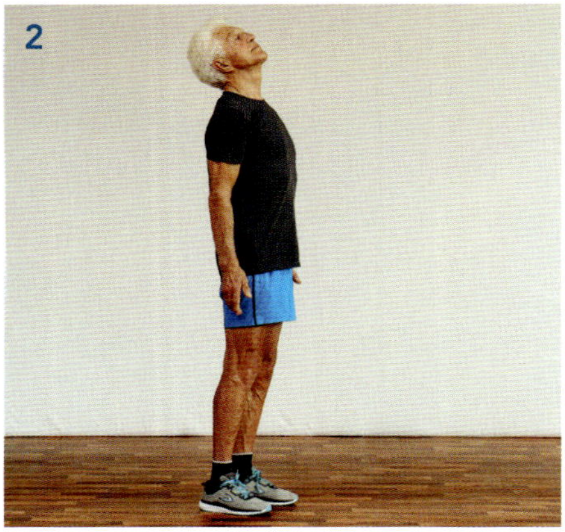

2 Anschließend heben Sie den Kopf wieder und legen ihn in den Nacken. Der Hals bleibt dabei lang. Dann wieder nach vorn und so weiter. 1 Durchgang beinhaltet 4 bis 5 Wiederholungen pro Richtung. Achten Sie auf eine ruhige und fließende Bewegungsausführung.

2 KOPFTWIST

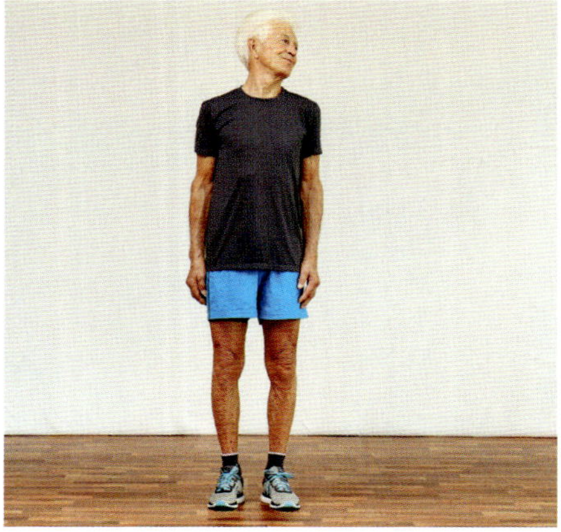

Stellen Sie sich hüftbreit hin, die Knie können leicht gebeugt sein, die Arme hängen seitlich neben dem Körper, der Blick geht geradeaus. Drehen Sie den Kopf nach links und rechts. Lassen Sie dabei das Kinn auf einer Höhe. Verfolgen Sie bspw. eine horizontale Linie auf Augenhöhe. 1 Durchgang beinhaltet 4 bis 5 Wiederholungen pro Richtung. Achten Sie auf eine ruhige und fließende Bewegungsausführung.

3 KOPFKREISEL

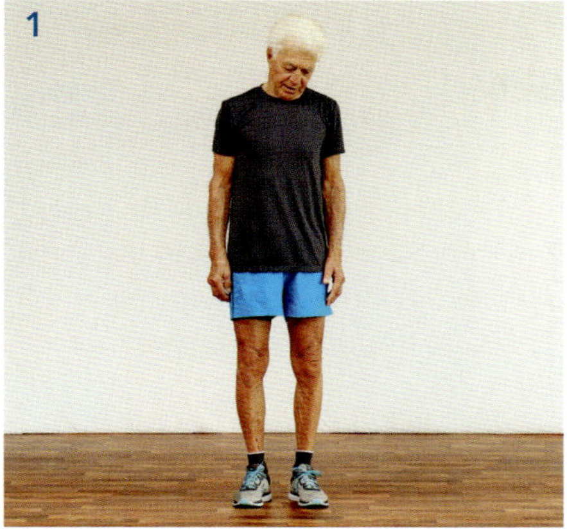

Stellen Sie sich hüftbreit hin, die Knie können leicht gebeugt sein, die Arme hängen seitlich neben dem Körper, der Blick geht geradeaus.
1 Neigen Sie den Kopf nach vorn und bringen Sie das Kinn in Richtung Brustbein.

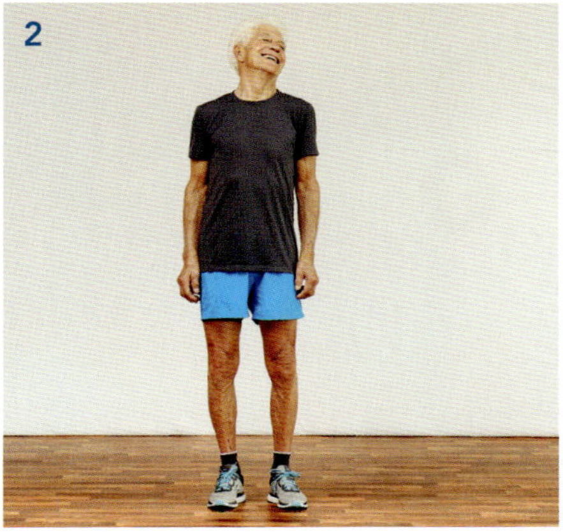

2 Aus dieser Position heraus führen Sie das linke Ohr zur linken Schulter, dann über die Mitte das rechte Ohr zur rechten Schulter – so als würden Sie mit Ihrem Scheitel einen flachen Halbkreis zeichnen. Ziehen Sie den Nacken lang. 1 Durchgang beinhaltet 4 bis 5 Wiederholungen pro Seite. Achten Sie auf eine ruhige und fließende Bewegungsausführung.

4 KOPFPENDEL

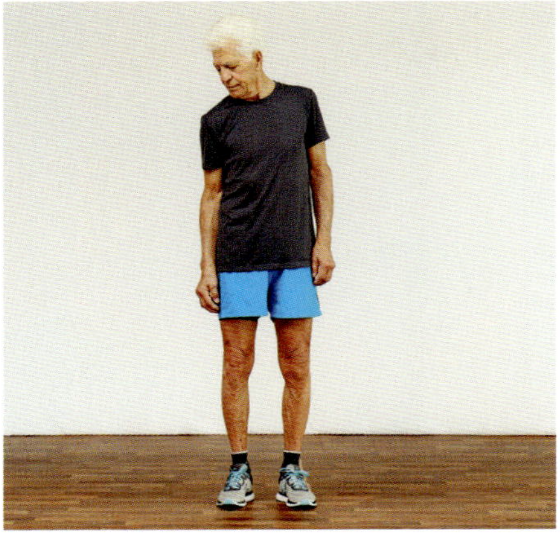

Neigen Sie den Kopf nach vorn und bringen Sie das Kinn in Richtung Brustbein. Aus dieser Position heraus pendeln Sie den Kopf langsam nach rechts und links, als würden Sie mit der Nasenspitze einen Halbkreis zeichnen. Ziehen Sie den Nacken lang. 1 Durchgang beinhaltet 4 bis 5 Wiederholungen pro Seite. Achten Sie auf eine ruhige und fließende Bewegungsausführung.

5 ARMPENDEL

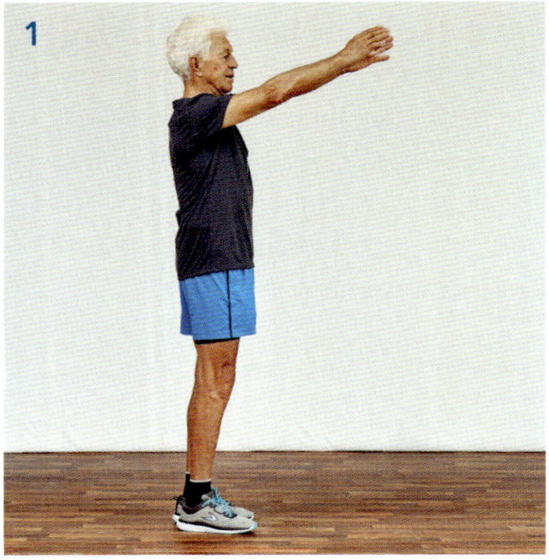

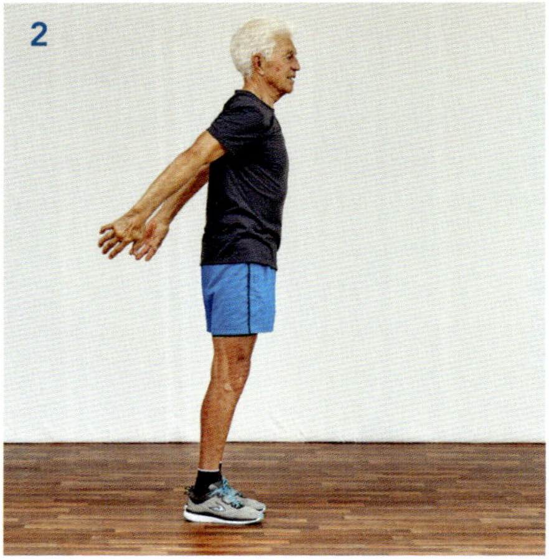

Stellen Sie sich hüftbreit hin, die Knie können leicht gebeugt sein, die Arme hängen locker an der Seite. **1** Lassen Sie die Arme neben dem Körper locker nach vorn und **2** hinten pendeln. Dabei vergrößern Sie sukzessiv die Bewegungsweite. 15 bis 20 Pendelbewegungen pro Richtung reichen zur Lockerung der Schultern aus.

Halten Sie den Oberkörper aufrecht (insbesondere bei rückwärtigen Pendelschwüngen) und federn Sie in den Knien leicht mit.

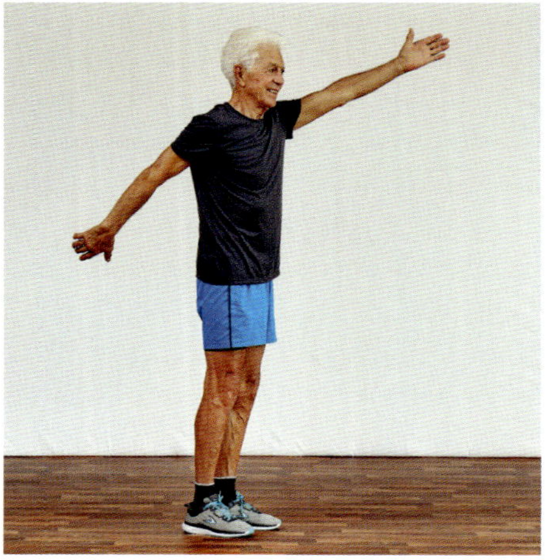

VARIANTE Pendeln Sie die Arme gegengleich.

6 SCHULTERWIPPEN

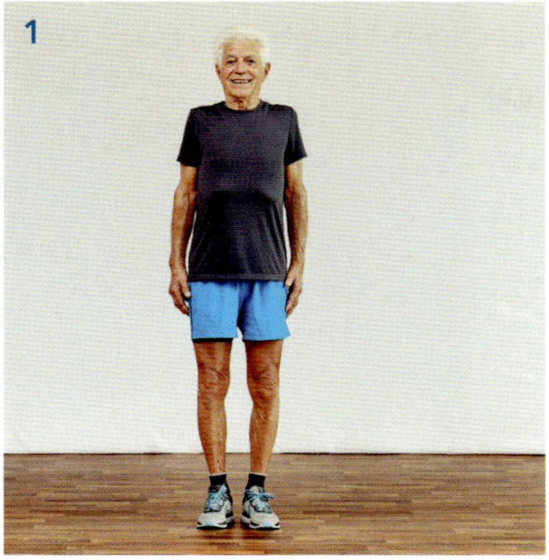

Stellen Sie sich hüftbreit hin, die Arme hängen locker neben dem Körper. **1** Ziehen Sie die Schultern nach oben, halten Sie diese Position 1 bis 2 Sekunden und **2** lassen Sie die Schultern wieder fallen. 10 bis 12 Wiederholungen.

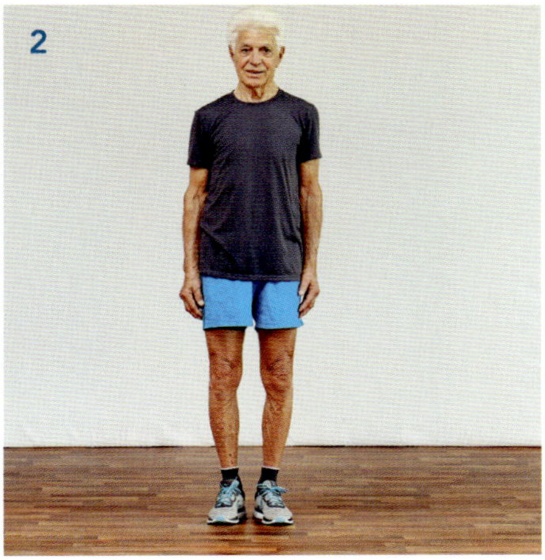

Hochziehen: Die Schultern kommen zu den Ohren und nicht umgekehrt. Fallenlassen: Schieben Sie Ihre Schulterblätter in eine imaginäre Gesäßtasche. Atem dabei fließen lassen.

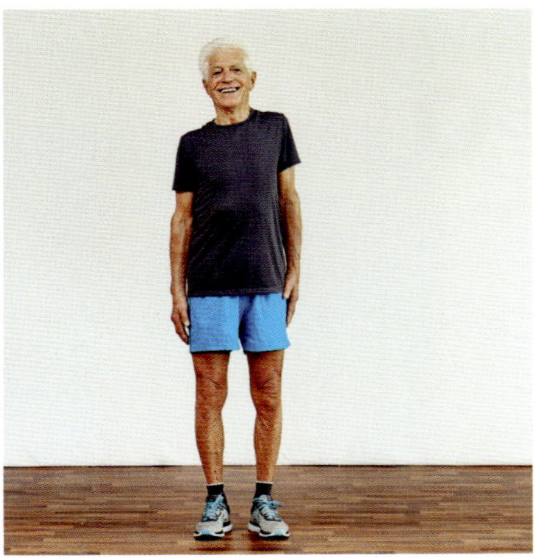

VARIANTE Die Schultern rechts/links gegengleich hochziehen und fallen lassen.

7 SCHULTER- UND ARMKREISEN

Stellen Sie sich hüftbreit hin, die Arme hängen locker neben dem Körper. Kreisen Sie die Schultern zunächst 8- bis 10-mal nach hinten. Machen Sie möglichst große Kreise mit den Schultern. Dann kreisen Sie die Schultern 8- bis 10-mal nach vorn.

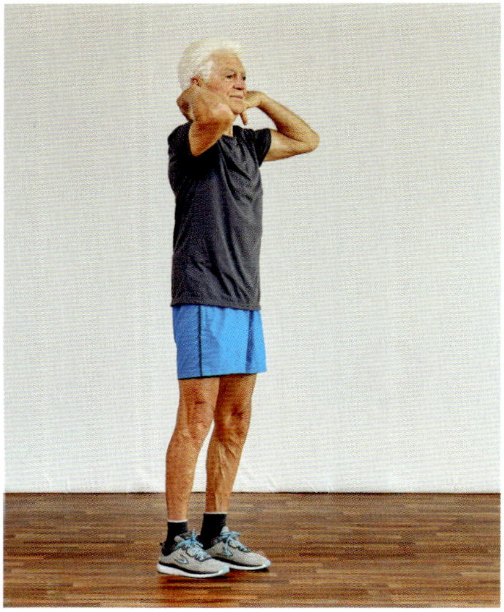

VARIANTE „MALEN" Legen Sie die Fingerspitzen auf die Schultern. Ziehen Sie hierbei die Ellenbogen weit auseinander und „malen" Sie Kreise mit den Ellenbogen.

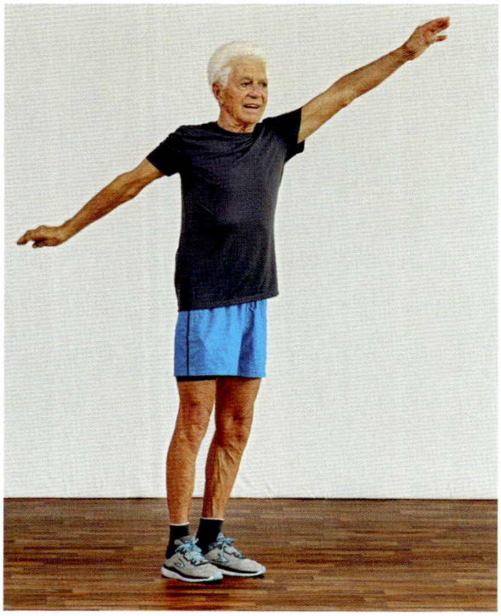

VARIANTE „GESTRECKT" Führen Sie große Kreise mit gestreckten Armen aus.

Weitere Varianten: vorwärts, rückwärts, gegengleich, nacheinander, schnell und langsam; Kombination aus Schulterkreisen und Armkreisen

8 ÄPFELPFLÜCKEN

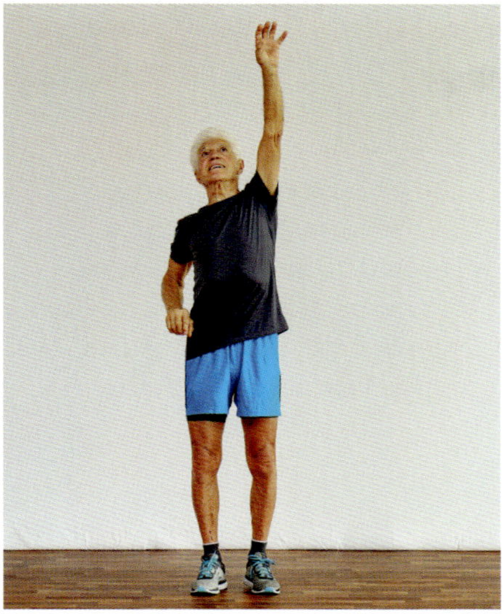

Stellen Sie sich hüftbreit hin, das Gewicht ist auf den Fußballen. Greifen Sie abwechselnd mit dem linken und dem rechten Arm weit über den Kopf und pflücken Sie imaginäre Äpfel. Strecken Sie sich dabei lang nach oben und machen Sie sich groß. 10 bis 12 Wiederholungen pro Arm sollten ausreichen, um die Flanken zu weiten.

9 HANDGELENKKREISEN

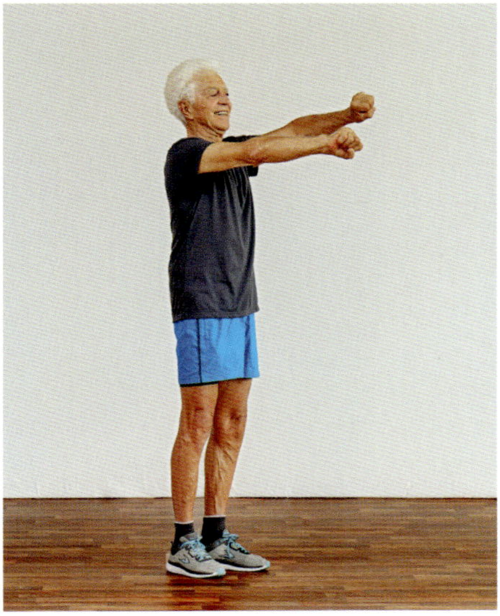

Stellen Sie sich hüftbreit hin, das Gewicht ist auf den Fußballen, die Arme befinden sich leicht gebeugt oder auch getreckt vor dem Körper auf Höhe der Brust. Kreisen Sie nun die Handgelenke jeweils 10- bis 12-mal nach außen bzw. innen. Machen Sie möglichst große Kreise.

VARIANTE Lassen Sie Ihre gefalteten Hände vor der Brust kreisen.

10 HANDIMPULSE

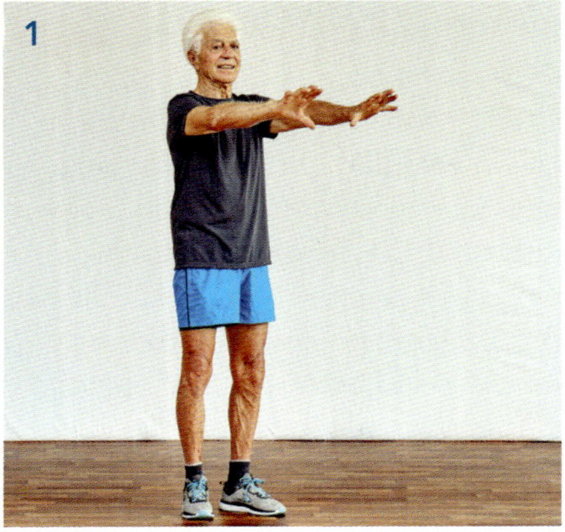

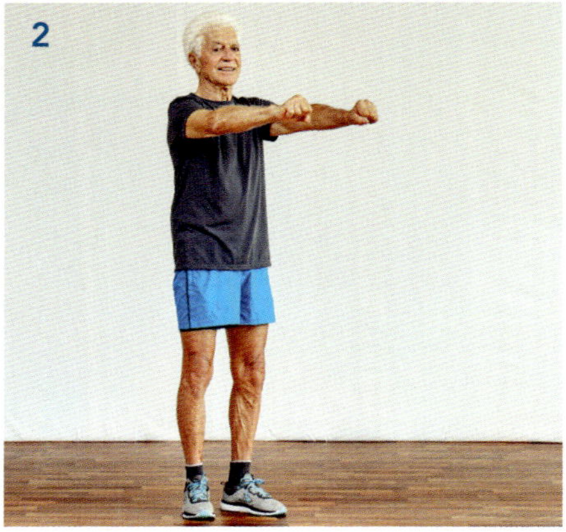

Stellen Sie sich locker hin, die Hände befinden sich in Brusthöhe, die Arme sind gestreckt. **1** Spreizen Sie Ihre Finger weit (Sonnenstrahlen) und **2** schließen Sie sie wieder zur Faust. Die Arme können dabei in unterschiedliche Richtungen geführt und dort kurz gehalten werden. Führen Sie diese Bewegung ca. 1 Minute kontinuierlich durch.

Viel Platz zwischen Ohren und Schultern: Probieren Sie, die Schultern entspannt und tief zu lassen – auch wenn Sie die Arme ggf. über den Kopf nehmen.

11 OBERKÖRPERROTATION

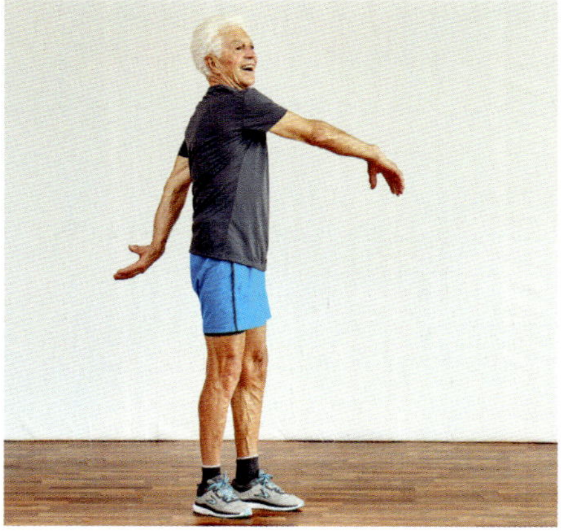

Stellen Sie sich schulterbreit hin, die Knie können leicht gebeugt sein und das Gewicht ist gleichmäßig auf beiden Füßen verteilt. Die Arme hängen locker seitlich neben dem Körper. Rotieren Sie die Brustwirbelsäule sanft nach links und rechts. Die Arme folgen der Oberkörperbewegung. 10 bis 12 Rotationen auf jede Seite sollten die Körpermitte etwas lockern.

12 OBERKÖRPERNEIGEN

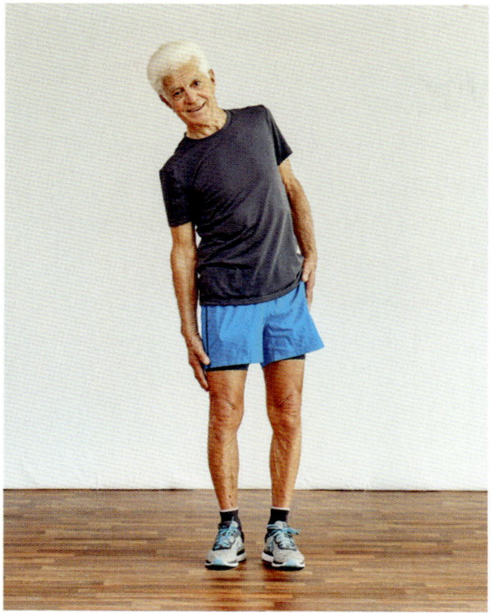

Stellen Sie sich schulterbreit hin, die Knie können leicht gebeugt sein und das Gewicht ist auf beiden Füßen gleichmäßig verteilt. Die Arme hängen locker seitlich neben dem Körper. Neigen Sie den gesamten Oberkörper weit nach rechts. Achten Sie dabei darauf, dass die Schulterachse gerade bleibt. Stellen Sie sich vor, dass Scheinwerfer an den Schultern stets nach vorn zeigen. Führen Sie den Oberkörper wieder in die Mitte und neigen Sie sich nach links. 1 Durchgang mit 5 bis 6 Seitneigungen pro Seite sind ausreichend.

13 SCHULTERSPIRALE

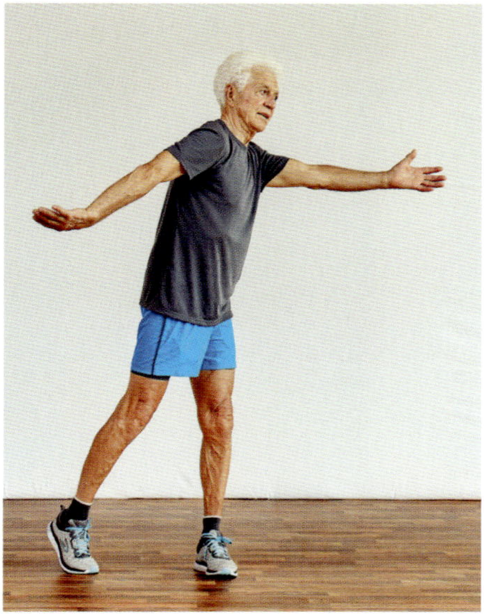

Stellen Sie sich schulterbreit hin, die Arme sind weit zur Seite ausgestreckt, die Handflächen zeigen nach oben. Lassen Sie die Schultern tief und aktivieren Sie Ihre Rumpfmuskulatur. Rotieren Sie die rechte Schulter nach innen – die linke bleibt, wo sie ist. Dann kommen Sie wieder in die Ausgangsposition und rotieren die linke Schulter nach innen – die rechte Schulter bleibt in der Ausgangsposition. Beachten Sie dabei: Der Oberkörper rotiert etwas zur Seite mit. Die Bewegung soll hauptsächlich aus der Schulter heraus kommen. Pro Seite sollten Sie die Schultern 5- bis 6-mal nach innen rotieren und wieder in die Ausgangsposition bringen.

14 GEHEN AUF DER STELLE

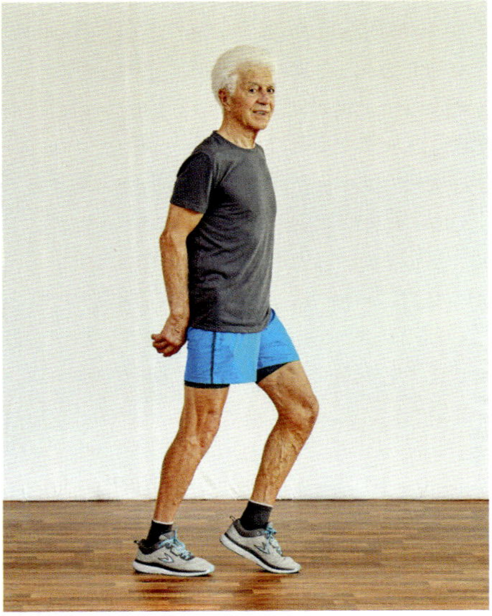

Gehen Sie locker auf der Stelle. Achten Sie darauf, dass die Zehenspitzen zuerst Bodenkontakt haben und dass Sie den Fuß dann komplett bis zur Ferse abrollen. Bleiben Sie für ca. 1 Minute in dieser dynamischen Bewegung.

VARIANTEN

Gehen oder lockeres Traben auf der Stelle mit betontem Knieheben und Armschwung.

Gehen oder Traben auf der Stelle mit Armbewegungen:

- Hochziehen und Absenken der Schultern
- Schulterkreisen vorwärts, rückwärts, parallel oder nacheinander

Rollen Sie die Füße bewusst vom Ballen ausgehend ab. Je leiser die Bewegung ausgeführt wird, desto „gelenkschonender“ ist sie.

15 BEINSCHWÜNGE

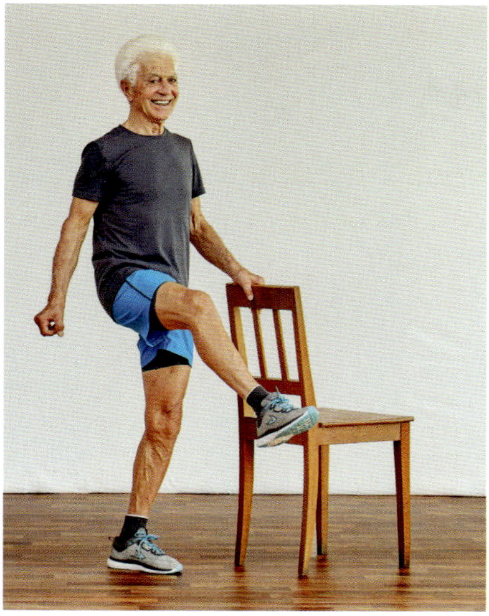

Begeben Sie sich in den Einbeinstand. Bei Unsicherheit halten Sie sich an einer Stuhllehne fest oder stützen Sie sich an einer Wand ab. Schwingen Sie das unbelastete Bein locker nach vorn und hinten, die Arme können mitmachen und gegengleich oder parallel zum Schwungbein geführt werden. Nach ca. 8 bis 10 Schwüngen nach vorn und hinten erfolgt ein Beinwechsel. 1 Durchgang pro Bein reicht aus, um die Hüfte etwas zu lockern.

16 FUSSGELENKSKREISEN

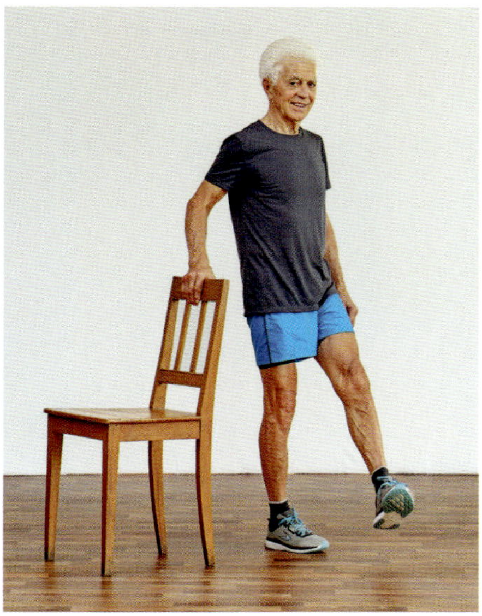

Begeben Sie sich in den Einbeinstand. Bei Unsicherheit halten Sie sich an einer Stuhllehne fest oder stützen Sie sich an einer Wand ab. Kreisen Sie den Fuß des unbelasteten Beins 5-mal nach außen und 5-mal nach innen. Versuchen Sie, mit der Zehenspitze möglichst große und gleichmäßige Kreise zu ziehen. Dann erfolgt ein Beinwechsel und der andere Fuß kreist. Auch hier kreisen Sie 5-mal nach außen und 5-mal nach innen.

Übungen zur Kräftigung

A

Arme, Schultern und oberer Rücken

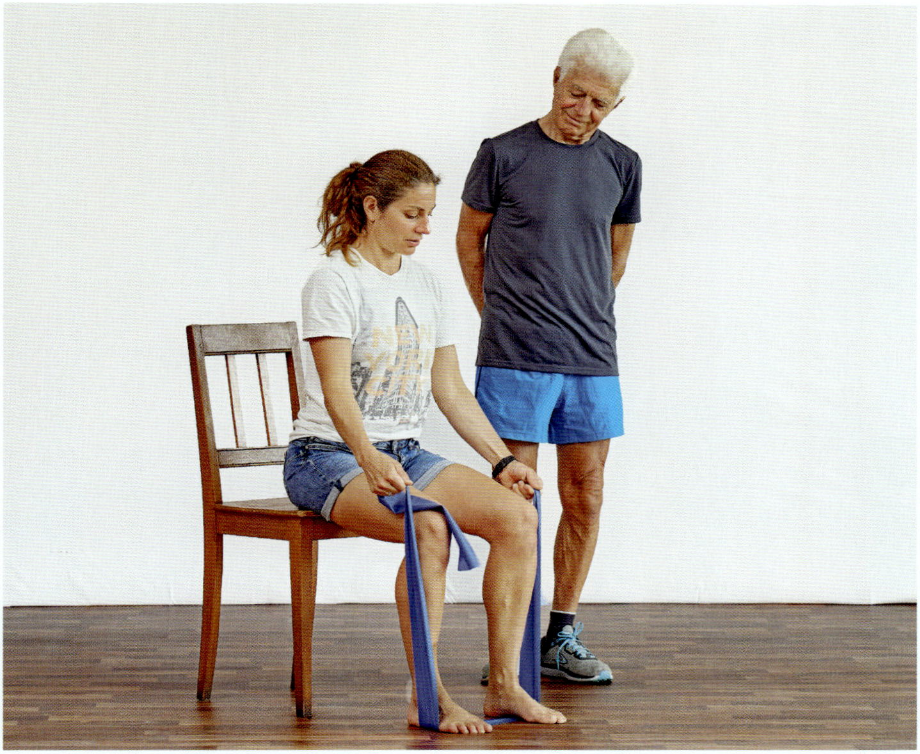

Für viele Aktivitäten im Haushalt und in der Freizeit wird die Muskulatur der Arme und Schultern benutzt. Deshalb ist es wichtig, ausreichend Kraft in den oberen Extremitäten zu haben. Mit einer gut ausgeprägten Arm- und Schultermuskulatur fällt Ihnen z. B. das Aufheben oder Tragen von Gegenständen leichter. Für eine aufrechtere Körperhaltung und zur Entlastung der Schultern ist eine gut ausgeprägte obere Rückenmuskulatur notwendig.

1 STATISCHES ARMHEBEN SEITLICH

FÜR STARKE SCHULTERN

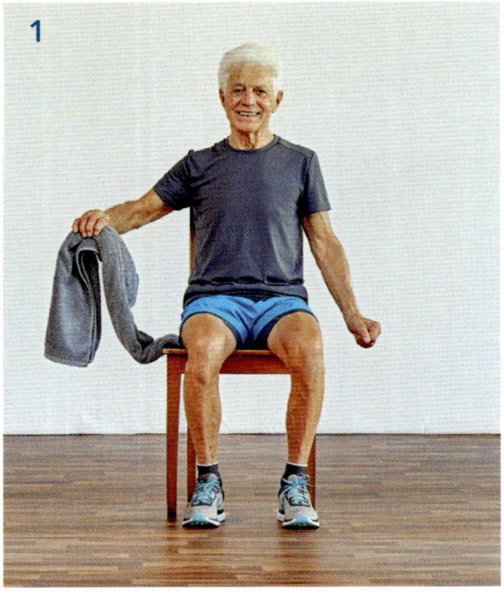

1 Setzen Sie sich aufrecht auf einen Stuhl, das eine Ende eines (mittelgroßen) Handtuchs befindet sich unter Ihrem Gesäß. Greifen Sie das Handtuch so, dass Ihr gestreckter, seitlich angehobener Arm einen Winkel von ca. 45 Grad bildet.

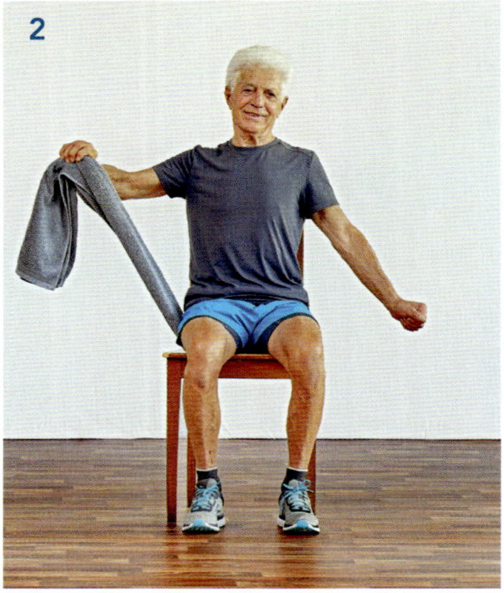

2 Ziehen Sie das Handtuch nach außen-seitlich und halten Sie die Spannung in der Arm-Schulter-Muskulatur für 7 bis 10 Sekunden. Lösen Sie die Spannung und wiederholen Sie die Übung 2- bis 3-mal, bevor Sie die Seite wechseln.

Weichen Sie nicht mit dem Oberkörper zur Seite aus, halten Sie den Kopf ruhig und vermeiden Sie ein Hohlkreuz, indem Sie den Bauchnabel gefühlt zur Wirbelsäule schieben.

MITTLERES LEVEL Greifen Sie das Handtuch am äußeren Ende, sodass Sie Ihren Arm bis zu 90 Grad heben können.

2 FRONTHEBEN MIT GUMMIBAND

FÜR STARKE SCHULTERN

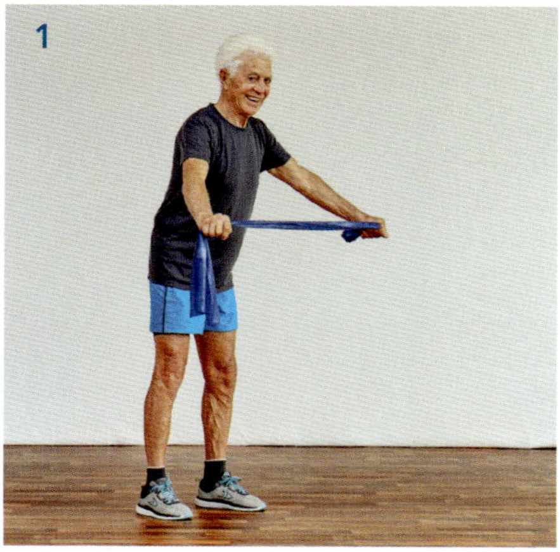

1 Greifen Sie das Gummiband mit beiden Händen und bringen Sie es etwas unter Spannung. Ihre Arme befinden sich auf Bauchnabelhöhe vor dem Körper. Nehmen Sie einen stabilen, schulterbreiten Stand ein. Der Oberkörper ist während der Übung leicht nach vorn geneigt. Heben Sie beide Arme gestreckt nach vorn an.

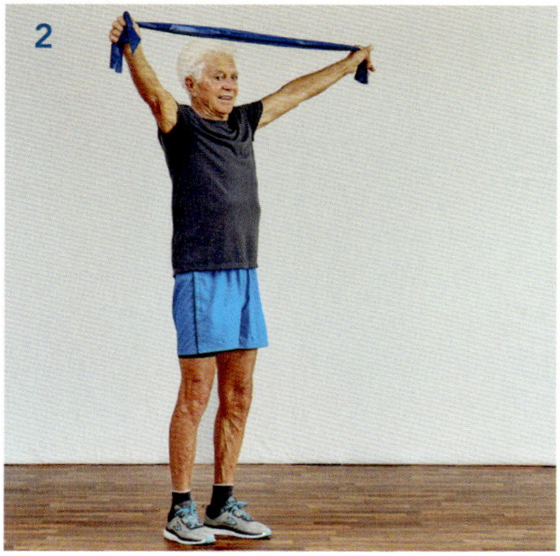

2 Führen Sie sie das Gummiband so weit wie möglich nach oben. Achten Sie darauf, während der gesamten Bewegungsausführung das Gummiband unter Spannung zu halten. Wiederholen Sie die Übung 8- bis 12-mal und streben Sie 2 bis 3 Durchgänge an.

Für noch mehr Spannung können Sie das Gummiband am obersten Punkt zusätzlich auseinanderziehen.

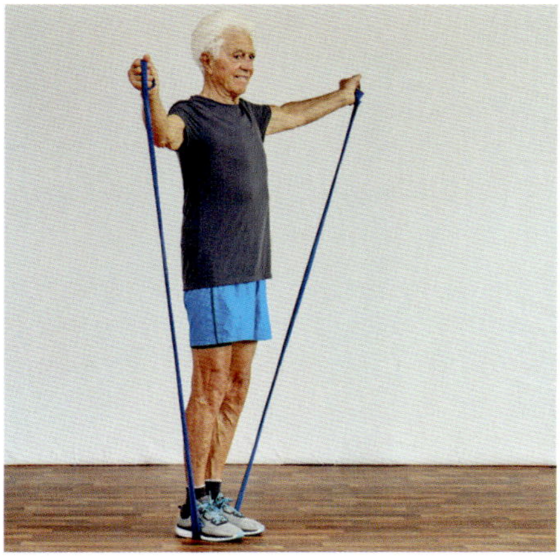

VARIANTE „WIDERSTAND"
Stellen Sie sich auf das Gummiband und führen Sie gegen den Widerstand die Arme nach oben.

3 ARMZIEHEN ÜBER KOPF MIT GUMMIBAND

FÜR EINEN STARKEN OBEREN RÜCKEN

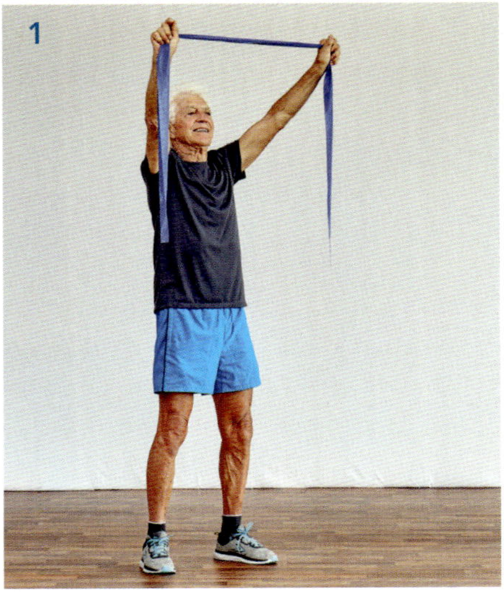

1 Greifen Sie das Gummiband über Ihrem Kopf mit beiden Händen und bringen Sie es etwas unter Spannung. Nehmen Sie einen stabilen, mindestens schulterbreiten Stand ein.

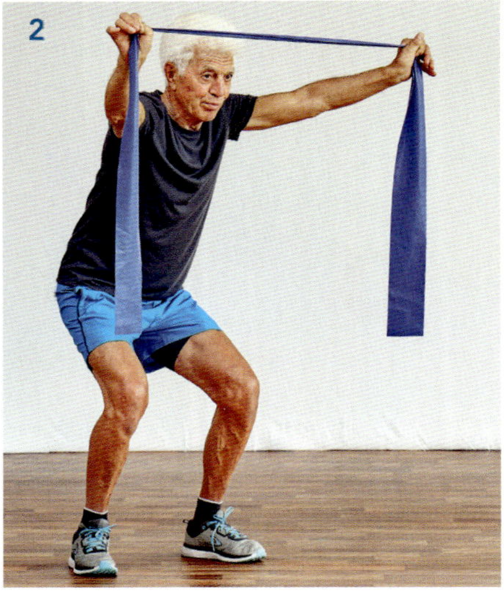

2 Ziehen Sie das Gummiband auseinander, indem Sie Ihre Ellenbogen beugen und Ihre Hände auf Kopfhöhe bringen. Beugen Sie während des Zugmoments die Beine, gehen Sie in eine leichte Kniebeuge und halten Sie die Position für 2 Sekunden. Strecken Sie anschließend Arme und Beine und gehen Sie in die Ausgangsposition zurück. Wiederholen Sie die Übung 8- bis 12-mal und streben Sie 2 bis 3 Durchgänge an.

MITTLERES LEVEL Üben Sie im untersten Punkt kleine Impulse auf das Gummiband aus, indem Sie das bereits unter großer Spannung stehende Band noch 5 bis 10 cm weiter auseinanderziehen.

4 ABSPREIZEN DER ARME

FÜR STARKE OBERARME UND SCHULTERN

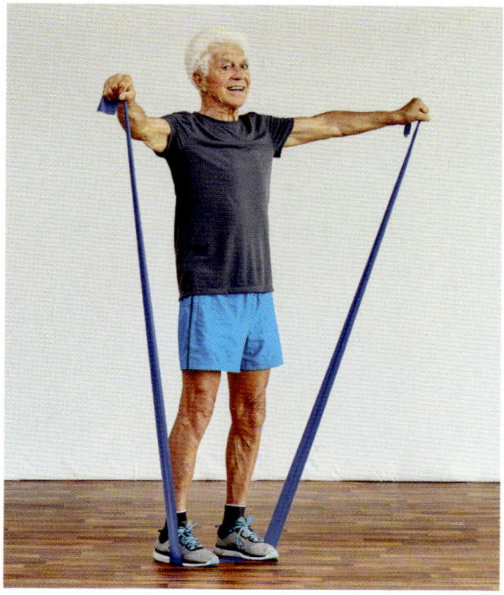

Stellen Sie sich mittig auf das Gummiband, greifen Sie die beiden Enden mit jeweils einer Hand, der Handrücken zeigt dabei nach oben. Heben Sie gleichzeitig beide Arme nach außen bis auf Schulterhöhe an und bauen Sie Zug auf das Band auf. Senken Sie danach die Arme in die Ausgangsposition. Achten Sie während der Bewegungsausführung darauf, dass Ihre Arme gestreckt sind. Wiederholen Sie die Übung 8- bis 12-mal und streben Sie 2 bis 3 Durchgänge an.

LEICHTES LEVEL Machen Sie die Übung ohne Gummiband.

VARIANTE Führen Sie die Bewegung mit Hanteln (2 bis 3 kg) anstatt eines Gummibands durch.

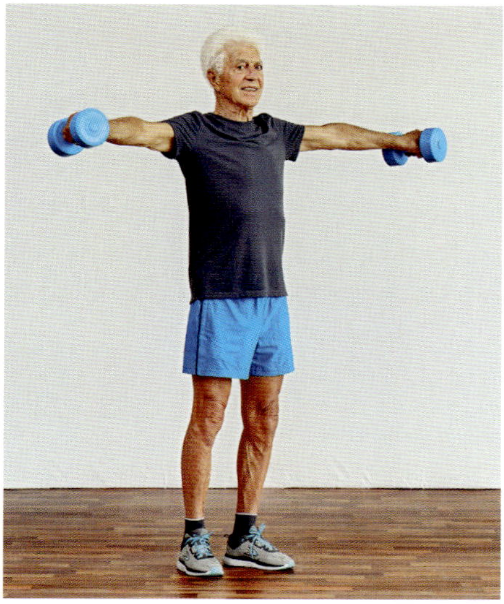

Holen Sie die Kraft aus dem oberen Rücken heraus und lassen Sie die Schultern tief.

5 ARMBEUGEN MIT GUMMIBAND

FÜR KRÄFTIGE ARME UND MEHR TRAGKRAFT

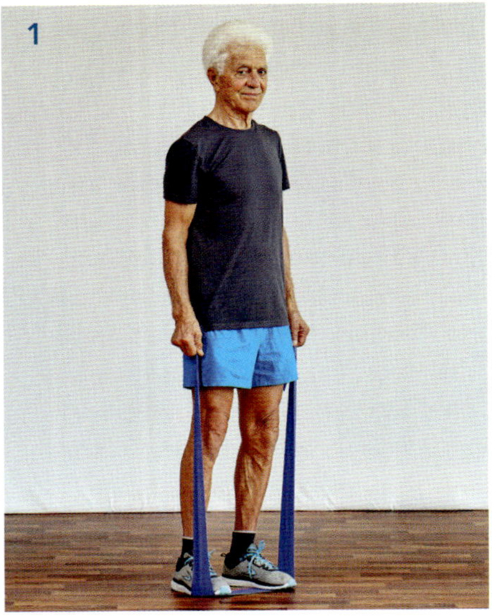

1 Halten Sie das Gummiband an den Enden fest und stellen Sie sich hüftbreit mittig darauf. Regulieren Sie die Länge des Bands so, dass im aufrechten Stand und mit seitlich gestreckten Armen ein sanfter Zug aufgebaut wird.

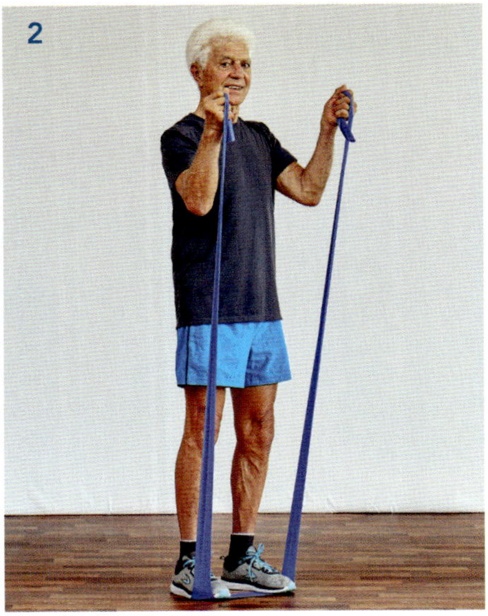

2 Beugen Sie nun Ihre Arme im Ellenbogengelenk und führen Sie Ihre Fäuste in Richtung Schultern. Halten Sie die Spannung im obersten Punkt für 1 bis 2 Sekunden und strecken Sie Ihre Arme wieder in die Ausgangsposition. Wiederholen Sie die Übung 8- bis 12-mal und streben Sie 2 bis 3 Durchgänge an.

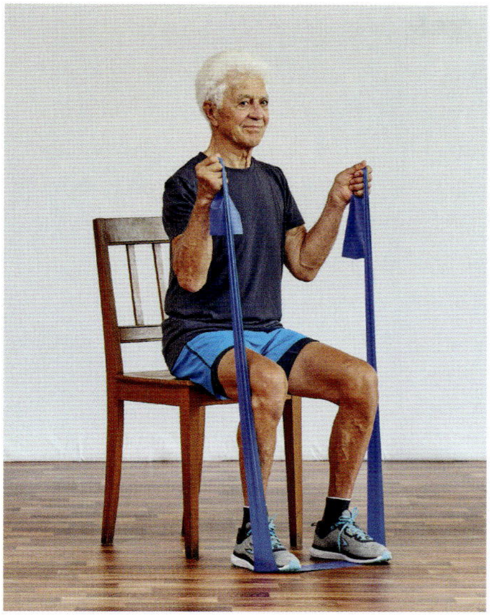

VARIANTEN „SITZEN" Sitzen Sie aufrecht im vorderen Drittel des Stuhls, stellen Sie ihre Füße hüftbreit mittig auf das Gummiband, greifen Sie die Enden des Gummibands so, dass bei nach unten gestreckten Armen ein sanfter Zug aufgebaut wird. Neigen Sie den Oberkörper leicht nach vorne. Ziehen Sie dabei vom Scheitel bis zum Steiß Ihre Wirbelsäule in die Länge. Führen Sie nun, wie oben beschrieben, die Armbewegung aus.

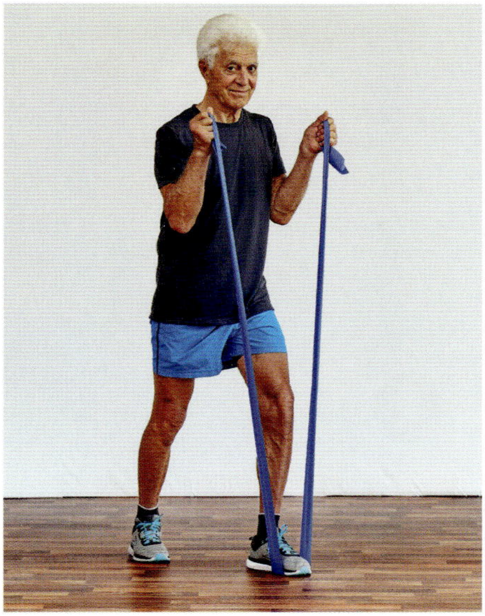

VARIANTE „AUSFALLSCHRITT"
Begeben Sie sich in einen leichten Ausfallschritt. Das vordere Bein ist dabei leicht gebeugt und der vordere Fuß ist mittig auf dem Gummiband positioniert. Halten Sie das Gummiband an den Enden fest und regulieren Sie die Länge des Bands. Führen Sie nun, wie oben beschrieben, die Armbewegung aus.

6 SEITHEBEN IM AUSFALLSCHRITT

FÜR EINEN STARKEN OBEREN UND SEITLICHEN RÜCKEN

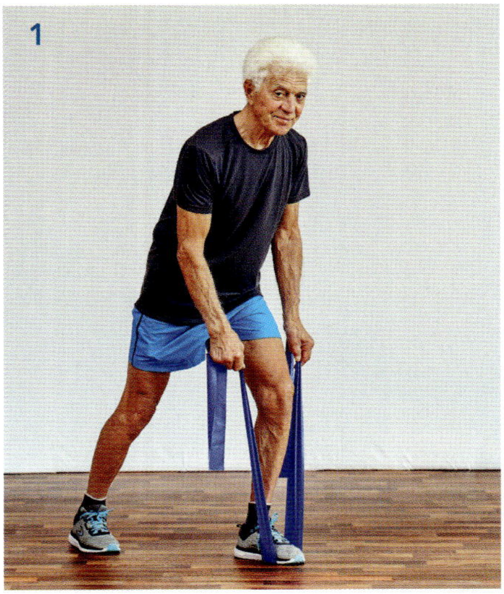

1 Stellen Sie sich in einen stabilen Ausfallschritt, der vordere Fuß steht dabei mittig auf dem Gummiband. Neigen Sie Ihren Oberkörper etwas nach vorn und greifen Sie die Enden des Bands so, dass ein leichter Zug aufgebaut wird. Die Schultern sind tief, Ihr Brustbein ist aufgerichtet und der Kopf befindet sich in Verlängerung der Wirbelsäule. Steuern Sie Ihre Rumpfmuskulatur an, indem Sie Ihren Bauchnabel nach innen-oben ziehen und das Gesäß anspannen.

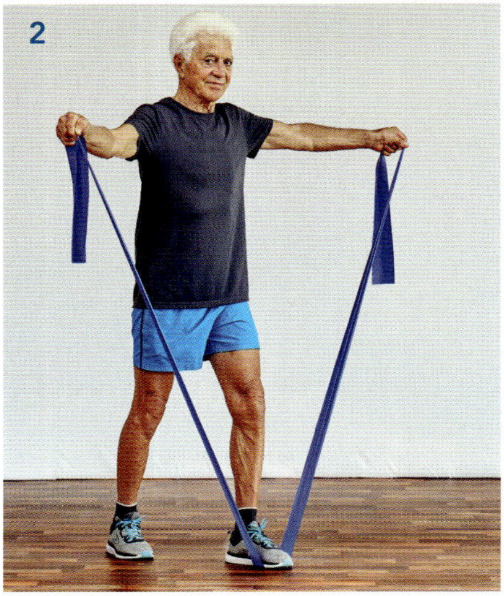

2 Heben Sie beide Arme seitlich gegen den zunehmenden Widerstand des Gummibands bis auf Schulterhöhe an. Senken Sie die Arme langsam wieder in die Ausgangsposition. 8 bis 12 Wiederholungen, 2 bis 3 Runden.

Halten Sie die Grundspannung im Rumpf und fallen Sie nicht in ein Hohlkreuz!

7 AUSSENROTATION MIT GUMMIBAND

FÜR RUNDUM STARKE SCHULTERN

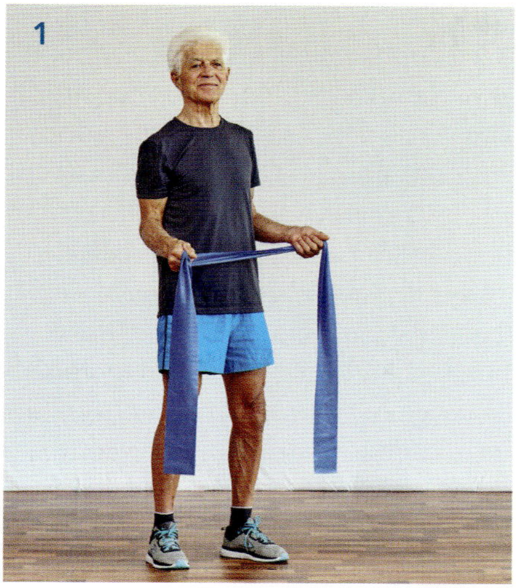

1 Begeben Sie sich in einen aufrechten, stabilen Stand. Greifen Sie das Gummiband mit beiden Händen, winkeln Sie Ihre Arme um 90 Grad an und halten Sie die Ellenbogen nah am Oberkörper. Ihre Unterarme zeigen parallel nach vorn. Die Handrücken zeigen nach unten Richtung Boden. Das Gummiband sollte in der Ausgangsposition eine leichte Vorspannung haben. Bei Bedarf greifen Sie das Gummiband etwas enger oder weiter.

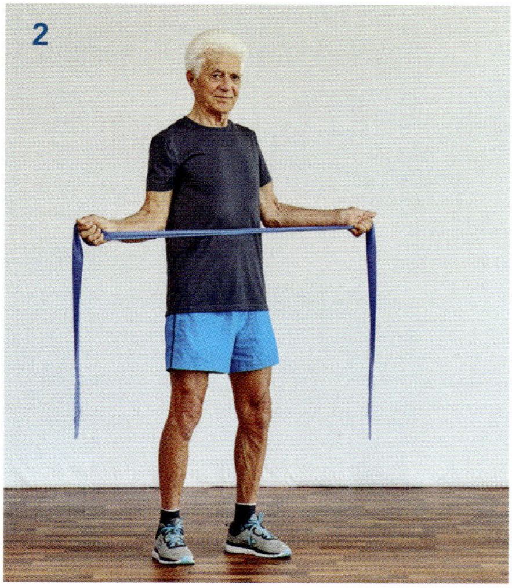

2 Führen Sie die Fäuste so weit wie möglich nach außen und bringen Sie das Gummiband unter eine größere Spannung. Halten Sie die Endposition für 1 bis 2 Sekunden und führen Sie dann Ihre Fäuste wieder zueinander. Achten Sie während der Bewegungsausführung darauf, dass die Ellenbogen nah am Körper bleiben und Sie nicht ins Hohlkreuz fallen. Wiederholen Sie die Übung 8- bis 12-mal und streben Sie 2 bis 3 Durchgänge an.

VARIANTEN „GEGENGLEICH FÜR MEHR RUMPFSPANNUNG“ Führen Sie abwechselnd den rechten und linken Unterarm nach außen. Der nicht ziehende Arm bleibt in der Ausgangsposition und hält dem aufkommenden Zug entgegen. Spannen Sie Ihre Rumpfmuskulatur an und halten Sie Ihren Oberkörper stabil.

MITTLERES LEVEL Üben Sie am äußersten Punkt kleine Impulse auf das Gummiband aus, indem Sie das bereits unter großer Spannung stehende Band für 5 Sekunden ca. 5 bis 10 cm weiter auseinanderziehen.

8 ARMSTRECKEN MIT GUMMIBAND

FÜR EINE STARKE OBERARMRÜCKSEITE

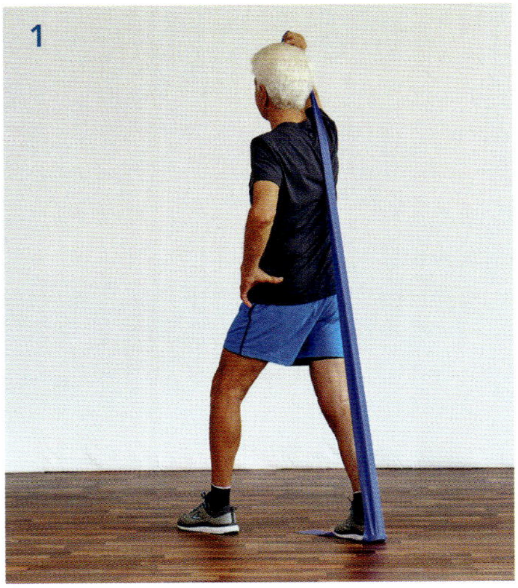

1 Stellen Sie sich in eine leichte Schrittstellung und fixieren Sie das eine Ende des Gummibands mit der hinteren Ferse. Das andere Ende halten Sie mit der rechten Hand. Führen Sie den rechten Arm über vorn nach oben, sodass der Arm in Richtung Decke zeigt. Das Gummiband befindet sich nun hinter Ihrem Oberkörper und sollte vorgespannt sein. Bei Bedarf greifen Sie etwas nach.

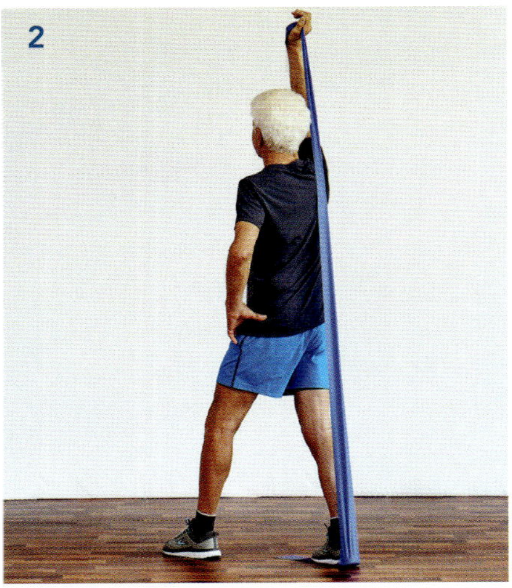

2 Strecken Sie den rechten Arm gegen den Bandwiderstand. In der Endposition sollte sich der Arm in Verlängerung Ihres Oberkörpers befinden. Um die Spannung zu reduzieren, beugen Sie den Arm und begeben Sie sich in die Ausgangsposition. Nach 8 bis 12 Wiederholungen wechseln Sie die Seite, machen Sie 2 bis 3 Runden pro Seite.

SCHWERES LEVEL Für mehr Intensität fassen Sie das Band von Beginn an kürzer oder verwenden Sie ein stärkeres Band.

9 ARMSTÜTZBEUGE AUF EINEM STUHL

FÜR EINE KRÄFTIGE OBERARMRÜCKSEITE
UND EINE STARKE BRUSTMUSKULATUR

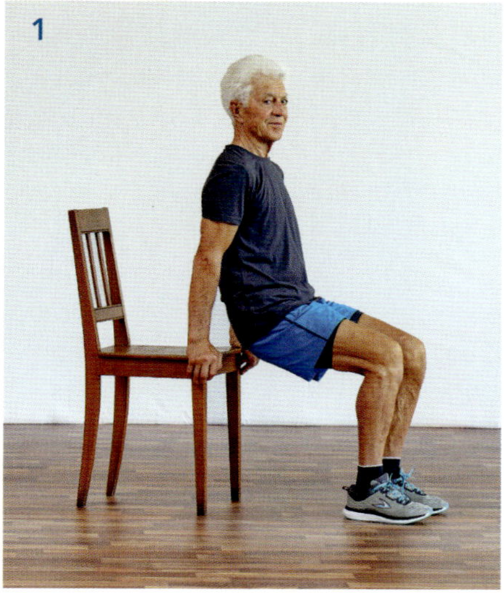

1 Setzen Sie sich auf das vordere Drittel des Stuhls und positionieren Sie Ihre Hände so, dass die Fingerspitzen über die seitlichen Stuhlkanten oder noch besser über die vordere Schulkante hinausragen. Stellen Sie Ihre Füße ca. 1,5 bis 2 Fußlängen von der vorderen Stuhlkante entfernt auf, die Füße sind dabei schulterbreit geöffnet. Stützen Sie sich nun auf Ihre Arme ab und heben Sie das Gesäß an. Schieben Sie dieses etwas nach vorn, sodass sich Ihre Fersen senkrecht unter Ihren Knien befinden.

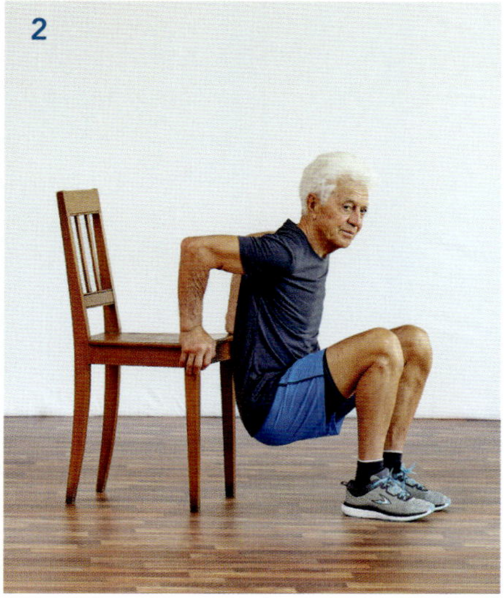

2 Senken und heben Sie nun mehrmals das Becken durch Beugen und Strecken der Arme, ohne dabei das Gesäß auf dem Stuhl abzusetzen. Nach 8 bis 12 Wiederholungen setzen Sie sich auf den Stuhl, schütteln Ihre Arme aus und ruhen sich kurz aus. Streben Sie 2 bis 3 Runden an.

LEICHTES LEVEL Gehen Sie nur in die Stützposition und halten Sie diese für 5 Sekunden.

10 KOMBIÜBUNG FÜR SCHULTERN UND ARME

FÜR EINE STARKE OBERARMRÜCKSEITE

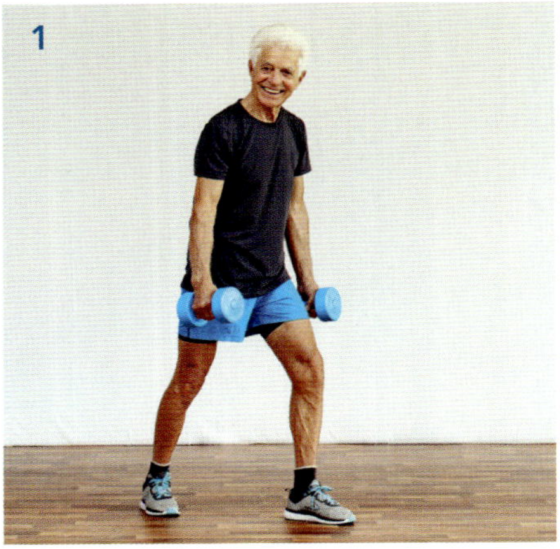

1 Stellen Sie sich in eine angenehme und stabile Ausfallschrittposition. Ihr Oberkörper ist etwas nach vorn gelehnt, die Arme befinden sich gestreckt seitlich neben dem vorderen Bein. Aktivieren Sie Ihre Rumpfmuskulatur.

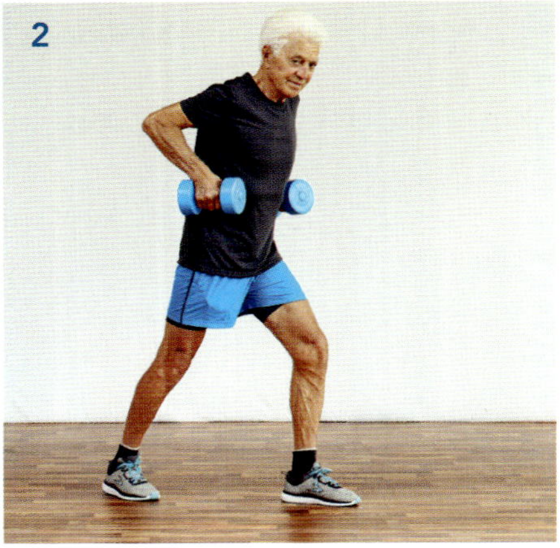

2 Ziehen Sie zuerst Ihre Ellenbogen eng am Körper nach oben.

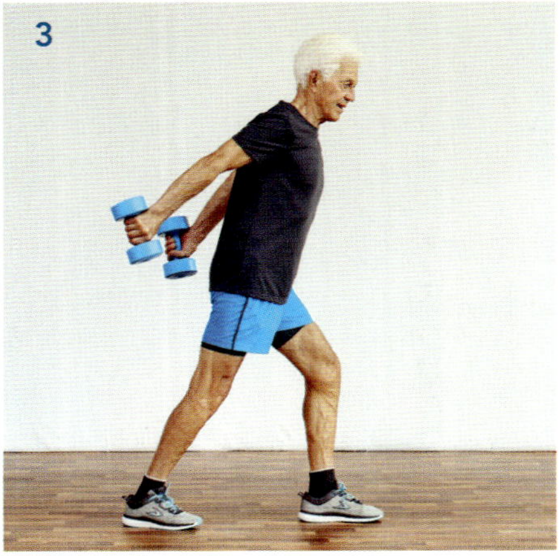

3 Auf Höhe Ihres Rumpfs strecken Sie die Arme nach hinten aus. Dann beugen Sie die Arme wieder und schieben Sie Ihre Hände in die Ausgangsposition. Wiederholen Sie die Übung 8- bis 12-mal und streben Sie 2 bis 3 Durchgänge an.

11 LANGLÄUFER MIT GUMMIBAND

FÜR STARKE ARME UND EINEN FESTEN SCHULTERGÜRTEL

Befestigen Sie ein Gummiband an einer Türklinke oder einer anderen stabilen Vorrichtung. Oder bitten Sie jemanden, das Gummiband zu halten.

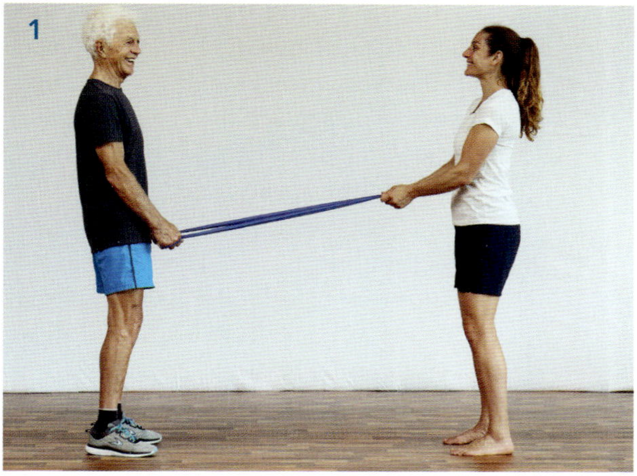

1 Stellen Sie sich etwas mehr als hüftbreit hin, die Knie können leicht gebeugt sein. Fassen Sie das Band so an den Enden, dass eine Grundspannung vorhanden ist.

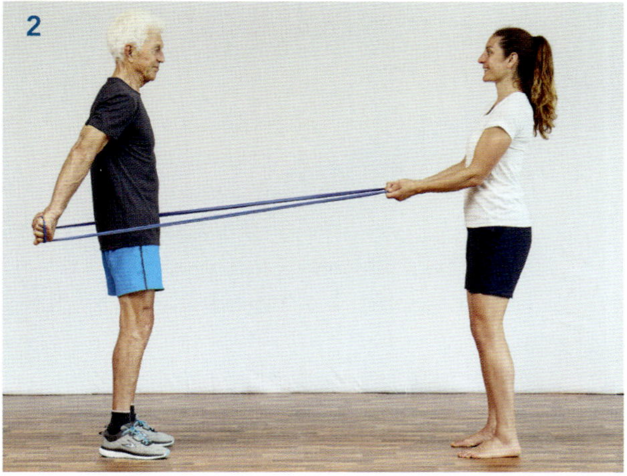

Führen Sie in der Endposition für 5 bis 10 Sekunden kleine Impulse nach hinten aus.

2 Schieben Sie die gestreckten Arme seitlich neben dem Körper nach hinten, ziehen Sie das Gummiband dadurch lang und bauen Sie noch mehr Spannung auf. Wiederholen Sie die Übung 8- bis 12-mal und streben Sie 2 bis 3 Durchgänge an.

12 SCHLITTEN MIT GUMMIBAND

FÜR STARKE SCHULTERN

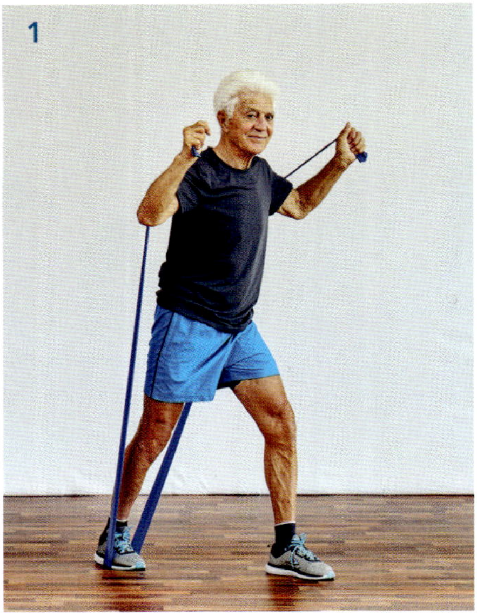

1 Stellen Sie sich in eine leichte Schrittstellung und fixieren Sie das Gummiband mittig mit der hinteren Ferse. Die Enden des Gummibands halten Sie mit beiden Händen fest. Führen Sie die Arme seitlich nach oben, sodass sich Ihre Fäuste knapp über Schulterhöhe befinden. Die Ellenbogen spreizen Sie seitlich ab. Das Gummiband befindet sich nun seitlich Ihres Oberkörpers und sollte vorgespannt sein. Bei Bedarf greifen Sie etwas nach.

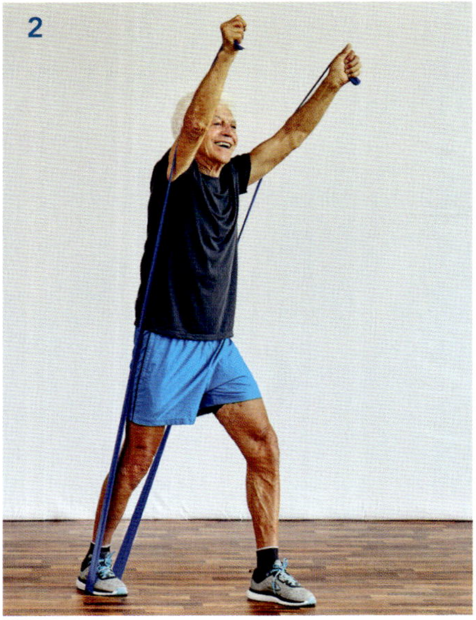

2 Schieben Sie Ihre Arme gegen den Bandwiderstand diagonal nach oben. In der Endposition sollten sich die Arme in Verlängerung Ihres Oberkörpers befinden. Um die Spannung zu reduzieren, beugen Sie Ihre Ellenbogen und begeben Sie sich in die Ausgangsposition. Wiederholen Sie die Übung 8- bis 12-mal und streben Sie 2 bis 3 Durchgänge an. Wechseln Sie zwischen den Durchgängen in der Schrittstellung die Beine.

13 RUDERN MIT GUMMIBAND

FÜR EINEN STARKEN OBEREN RÜCKEN

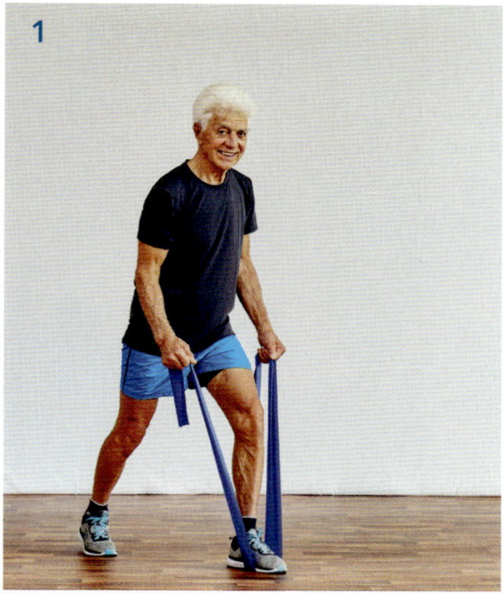

1 Stellen Sie sich in eine leichte Schrittstellung und fixieren Sie das Gummiband mittig mit dem vorderen Fuß. Die Enden des Gummibands halten Sie mit beiden Händen auf Höhe des vorderen Knies fest. Ihre Arme sind dabei nur leicht gebeugt. Das Gummiband befindet sich nun seitlich des vorderen Beins und sollte vorgespannt sein. Bei Bedarf greifen Sie etwas nach.

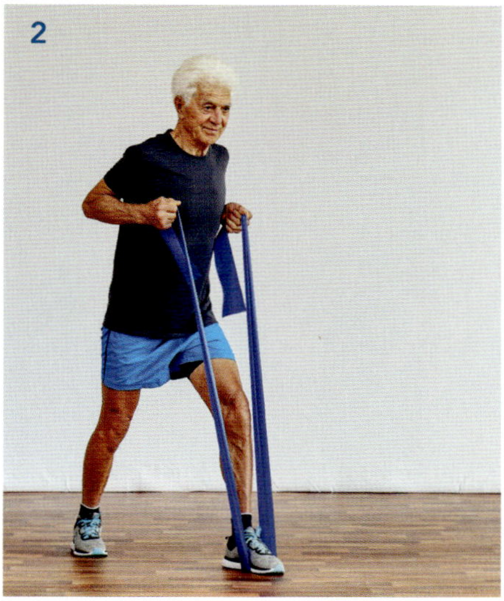

2 Schieben Sie Ihre Ellenbogen gegen den Bandwiderstand diagonal nach hinten-oben. In der Endposition sollten sich Ihre Fäuste neben dem Oberkörper befinden. Um die Spannung zu reduzieren, strecken Sie Ihre Ellenbogen und begeben Sie sich in die Ausgangsposition. Wiederholen Sie die Übung 8- bis 12-mal und streben Sie 2 bis 3 Durchgänge an. Wechseln Sie zwischen den Durchgängen die Schrittstellung der Beine.

VARIANTE „PARALLEL“
Machen Sie die Übung im parallelen, schulterbreiten Stand.

VARIANTE „WEIT GESPREIZT“
Rudern Sie mit weit abgespreizten Ellenbogen.

14 KÖRPERNAHES RUDERN MIT HANTELN

FÜR STARKE SCHULTERN UND OBERARME

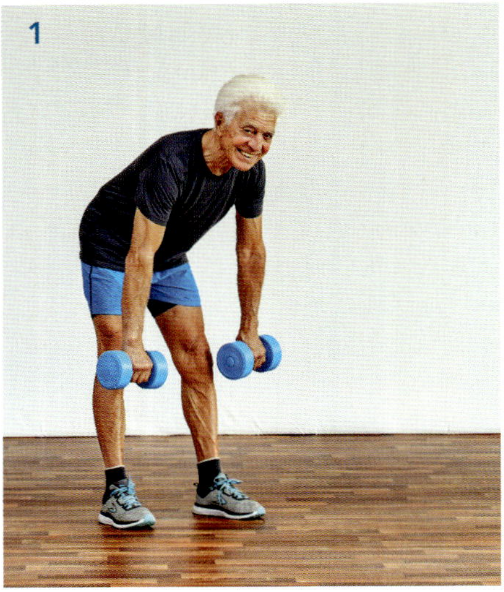

1 Stellen Sie sich etwas mehr als hüftbreit hin, die Knie sind leicht gebeugt und der Oberkörper ist aufgerichtet. In jeder Hand befindet sich eine Hantel. Die Arme sind gestreckt vor dem Körper, die Handrücken zeigen von Ihnen weg.

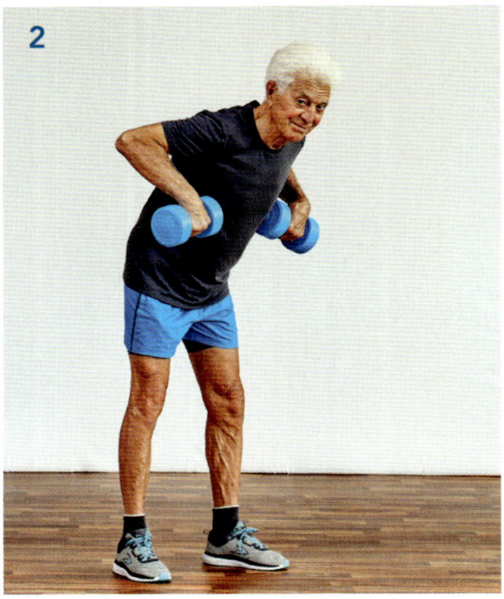

2 Beugen Sie nun die Arme im Ellenbogengelenk und ziehen Sie die Ellenbogen seitlich abgespreizt nach oben. Die Hände führen Sie möglichst bis auf Brusthöhe. Strecken Sie die Arme wieder und führen Sie die Hände tief. Wiederholen Sie die Übung 8- bis 12-mal und streben Sie 2 bis 3 Durchgänge an.

Als Variante können Sie diese Übung im Wechsel mit der Übung „Abspreizen der Arme" (S. 33) mit Hanteln durchführen (1-mal rudern, 1-mal abspreizen).

15 SCHULTERBLATTSTABILISATION

FÜR STABILE SCHULTERN UND EINEN STARKEN OBEREN RÜCKEN

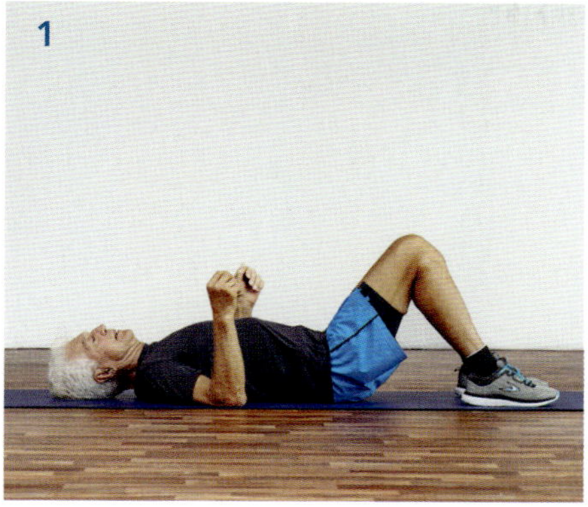

1 Legen Sie sich auf den Rücken. Beugen Sie beide Beine und setzen Sie die Fersen auf. Winkeln Sie die Arme durch Beugen beider Ellenbogen an und setzen Sie die Oberarme in einem Winkel von ca. 45 Grad zum Rumpf auf.

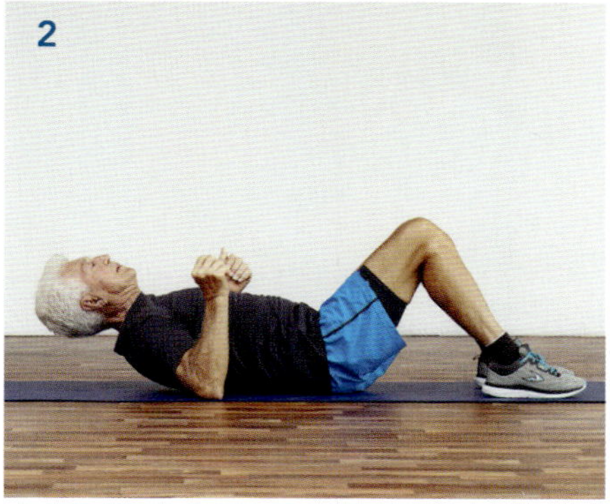

2 Heben Sie den Rumpf an. Dabei schieben Sie Ihre Schultern nach hinten und die Schulterblätter zusammen. Dann senken Sie Ihren Rumpf wieder in die Ausgangsposition. 15 bis 20 Wiederholungen, 2 bis 3 Runden.

Blicken Sie schräg zur Decke – der Kopf sollte sich in Verlängerung der Wirbelsäule befinden.

LEICHTES LEVEL Ihre Arme befinden sich eng an Ihrem Rumpf.

SCHWERES LEVEL Setzen Sie die Oberarme in einem Winkel von ca. 90 Grad zum Rumpf auf, sodass sich die Ellenbogen auf Schulterhöhe befinden.

B

Bauch und Rumpf

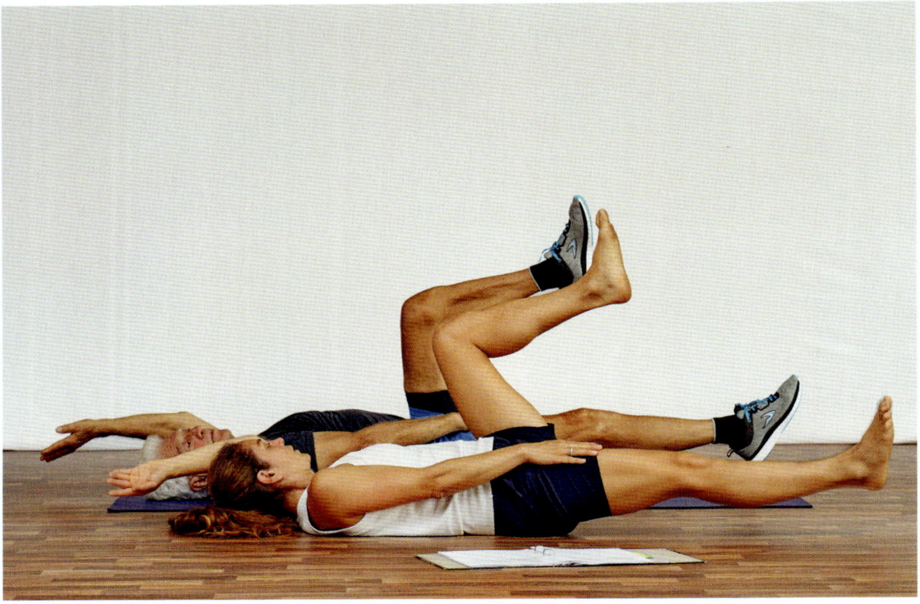

Die Bauch- und Rumpfmuskulatur ist für eine aufrechte Körperhaltung sehr wichtig und für die Ausführung alltäglicher Aktivitäten sowie das selbstständige Bewegen essenziell. Der Rumpf stabilisiert unseren Körper aus der Mitte heraus. Durch ein gezieltes Training der Bauch- und Rückenmuskulatur können Rückenbeschwerden reduziert oder sogar vollständig behoben werden.

1 RUMPFBEUGE MIT ARMPENDEL

FÜR EINEN STABILEN RUMPF

GRUNDPOSITION SPANNUNGSSTAND Stellen Sie sich schulterbreit hin, Ihre Knie zeigen in Richtung Fußspitzen und Ihre Bauch- und Gesäßmuskulatur ist angespannt. Führen Sie Ihren Oberkörper so weit nach vorn, wie Sie es schaffen, den Rücken gerade zu halten. Optimal wären 90 Grad zwischen Oberkörper und Oberschenkel. Bauen Sie mit den Handinnenflächen seitlich der Knie am Unterschenkel einen leichten Druck nach innen auf und halten Sie mit der Kraft Ihrer Oberschenkel dagegen. Halten Sie diese Grundspannung während der gesamten Bewegungsausführung.

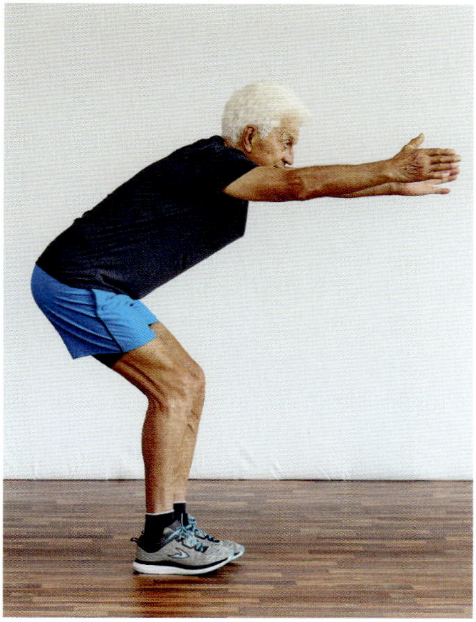

Führen Sie Ihre Arme gestreckt nach vorn-oben. Die Handflächen zeigen zueinander. Halten Sie die Endposition für 2 bis 3 Sekunden und senken Sie die Arme wieder in die Ausgangsposition. Machen Sie 8 bis 12 Wiederholungen und streben Sie 2 bis 3 Runden an.

VARIANTE „HOLZHACKEN“ In der Endposition führen Sie für 8 bis 10 Sekunden mit gestreckten Armen eine „hackende“ Bewegung aus. Dabei soll die Bewegung aus dem Oberarm initiiert werden.

VARIANTE MIT HANTEL Führen Sie die Bewegung mit einem zusätzlichen Gewicht (Hanteln oder Wasserflaschen) in den Händen aus.

VARIANTE „IMPULSE“ Legen Sie ein Ringgummiband kurz oberhalb der Handgelenke um Ihre Unterarme und halten Sie die Arme mit leichtem Zug vor dem Becken. In der Endposition bringen Sie für 8 bis 10 Sekunden durch kleine Impulse nach außen zusätzlich Spannung auf das Band. Dann senken Sie die Arme in die Ausgangsposition.

2 RUMPFROTATION AUS DEM SPANNUNGSSTAND

FÜR EINEN STABILEN UND GESCHMEIDIGEN RÜCKEN

GRUNDPOSITION SPANNUNGSSTAND Stellen Sie sich schulterbreit hin, die Knie sind gebeugt und zeigen in Richtung Fußspitzen. Die Bauch- und Gesäßmuskulatur ist angespannt. Führen Sie Ihren Oberkörper so weit nach vorn, wie Sie es schaffen, den Rücken gerade zu halten. Optimal wären 90 Grad zwischen Oberkörper und Oberschenkel. Bauen Sie mit den Handinnenflächen seitlich der Knie am Unterschenkel einen leichten Druck nach innen auf und halten Sie mit der Kraft Ihrer Oberschenkel dagegen. Halten Sie diese Grundspannung während der gesamten Bewegungsausführung.

1

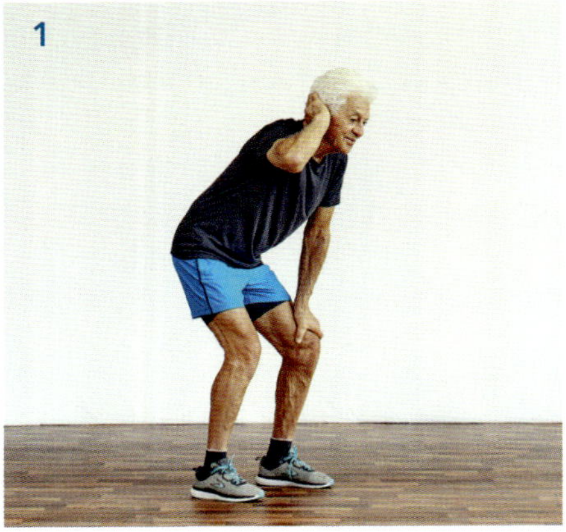

2

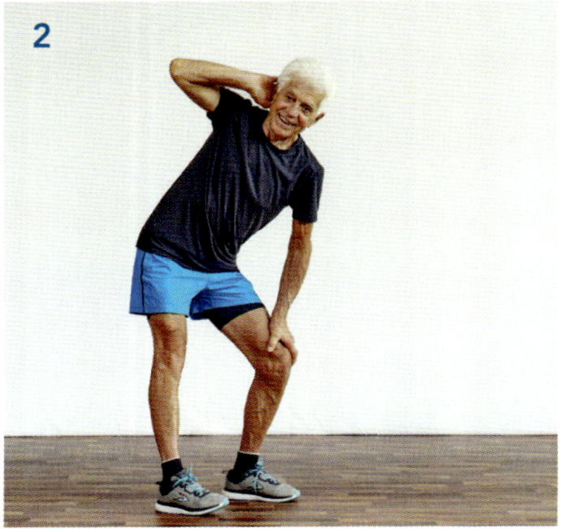

1 Heben Sie den rechten Arm im rechten Winkel an und führen Sie ihn nach vorn. **2** Rotieren Sie Ihren Oberkörper zur rechten Seite, sodass Ihr Ellenbogen seitlich nach oben geführt wird. Halten Sie die Endposition für 2 bis 3 Sekunden. Nach 4 bis 6 Wiederholungen wechseln Sie die Seite. Pro Seite sollten Sie 2 bis 3 Runden machen. Blicken Sie in Rotationsrichtung.

VARIANTE IN „U-HALTUNG" Beide Arme sind im rechten Winkel gebeugt und bilden ein „U". Drehen Sie den Rumpf abwechselnd nach rechts und nach links und halten Sie dabei die Armposition bei.

VARIANTE MIT HANTEL Nehmen Sie ein Zusatzgewicht (1 Hantel oder 1 Wasserflasche) und halten Sie es vor der Stirn. Drehen Sie Ihren Oberkörper langsam nach rechts und links.

3 BEINPENDEL IN RÜCKENLAGE

FÜR EINE STABILE KÖRPERMITTE

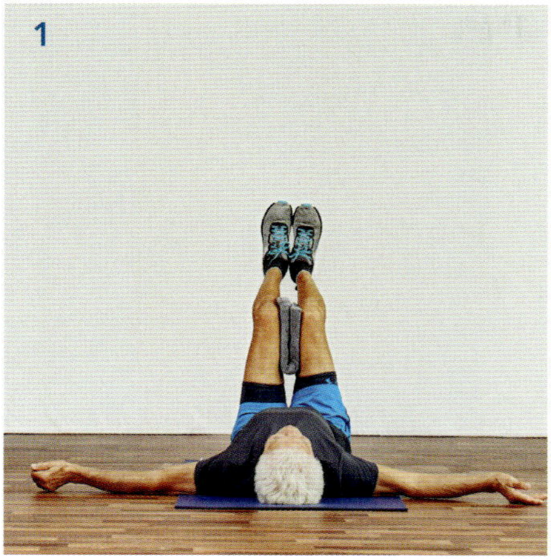

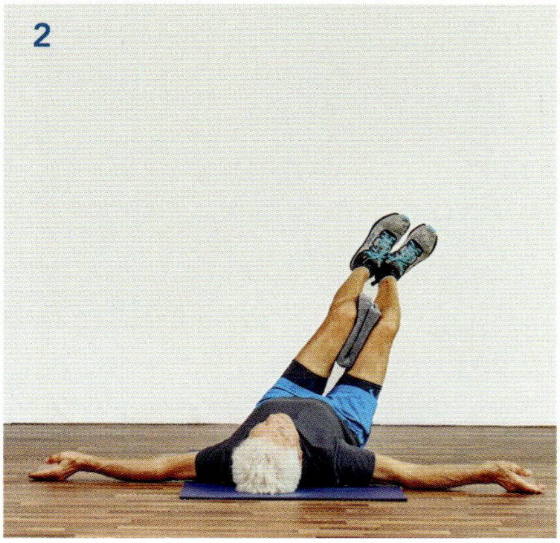

Achten Sie darauf, dass Kopf, Nacken und Schulterblätter fest auf dem Boden bleiben und den Bodenkontakt nicht verlieren.

1 Legen Sie sich auf den Rücken, die Füße sind auf der Matte aufgestellt und die Arme gestreckt zur Seite ausgebreitet, die Handrücken zeigen zum Boden. Heben Sie beide Beine so weit an, dass ein 90-Grad-Winkel zwischen Unterschenkel und Oberschenkel sowie Oberschenkel und Rumpf entsteht. Zur Unterstützung können Sie sich ein kleines Handtuch zwischen die Knie klemmen. Ziehen Sie den Bauchnabel in Richtung Wirbelsäule und bauen Sie eine Grundspannung im Rumpf auf.

2 Rotieren Sie langsam und kontrolliert beide Beine synchron und parallel zur rechten Seite, sodass sich die linke Beckenseite minimal vom Boden löst. Durch Aktivierung der gegenüberliegenden und diagonalen Bauchmuskulatur bringen Sie Ihre Beine wieder in die Mitte. Danach pendeln Sie zur anderen Seite. 4 bis 6 Wiederholungen pro Seite.

LEICHTES LEVEL Ziehen Sie die Knie näher an die Brust.

SCHWERES LEVEL Machen Sie die Übung mit gestreckten Beinen.

4 SEITSTÜTZ

FÜR EINE RUNDUM STABILE MITTE

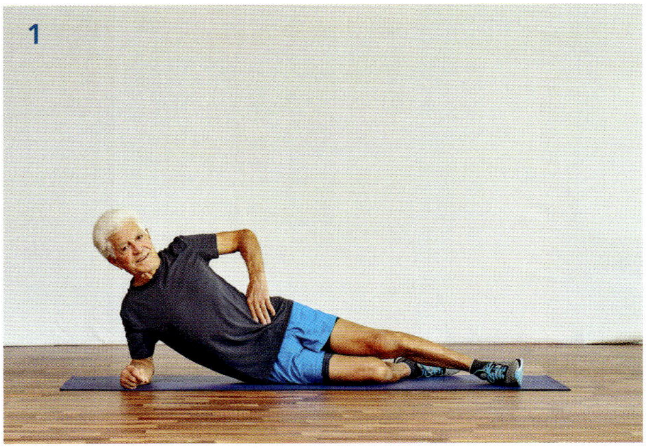

1 Legen Sie sich seitlich auf die Matte und beugen Sie das untere Bein. Legen Sie das obere Bein in Verlängerung des Oberkörpers auf dem Boden ab und ziehen Sie die Zehenspitzen an. Stützen Sie sich mit dem unteren Arm auf der Matte ab, sodass sich diese Hand unter der Schulter befindet. Die Hand des oberen Arms stützen Sie in die Taille. Aktivieren Sie Ihre Rumpfspannung durch Anspannung der Bauch- und Gesäßmuskulatur.

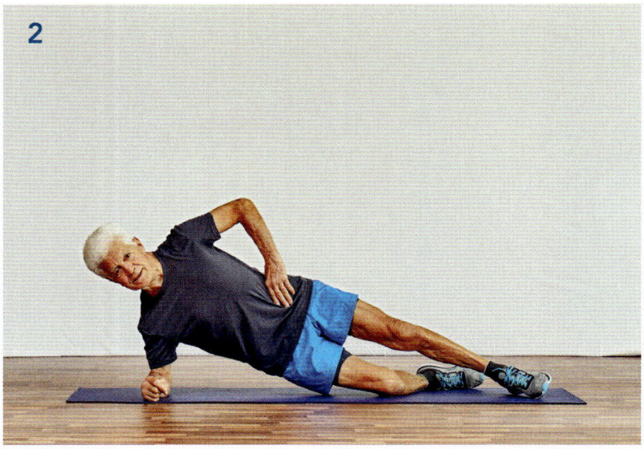

2 Heben Sie die Hüfte so weit an, dass Oberkörper und Oberschenkel eine Linie bilden, und halten Sie die stabilisierte Position für 2 bis 3 Sekunden. Probieren Sie 8 bis 12 Wiederholungen pro Seite und 2 Runden auf jeder Seite.

5 RUMPFROTATION AUS DEM SEITSTÜTZ

FÜR EINE FESTE KÖRPERMITTE UND EINEN STABILEN SCHULTERGÜRTEL

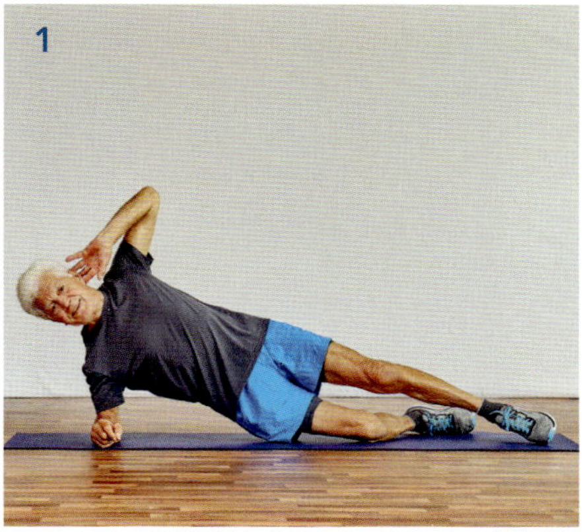

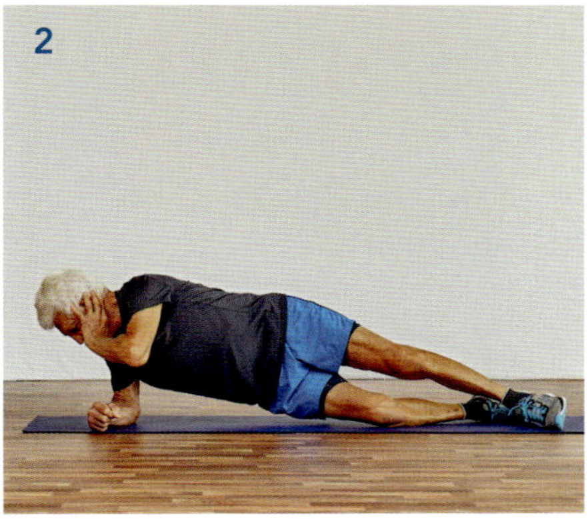

1 Gehen Sie in den Seitzstütz. Dazu legen Sie sich seitlich auf die Matte, beugen das untere Bein, legen das obere Bein in Verlängerung des Oberkörpers auf dem Boden ab und ziehen die Zehenspitzen an. Stützen Sie den unteren Unterarm auf der Matte ab, sodass sich der Ellenbogen unter der Schulter befindet. Bauen Sie durch Aktivieren der Bauch- und Gesäßmuskulatur Rumpfspannung auf und heben Sie die Hüfte ab. Rumpf und Beine bilden eine Linie. Der obere Arm wird in der Schulter parallel zum Boden nach oben geführt und um 90 Grad gebeugt. Rotieren Sie nun den oberen Arm so weit nach außen-hinten, wie Sie die Spannung im Rumpf halten können. **2** Führen Sie den Arm wieder tief. Nach 4 bis 6 Wiederholungen wechseln Sie die Seite. 2 bis 3 Durchgänge.

Achten Sie während der ganzen Übung darauf, stets die Rumpfstabilität beizubehalten.

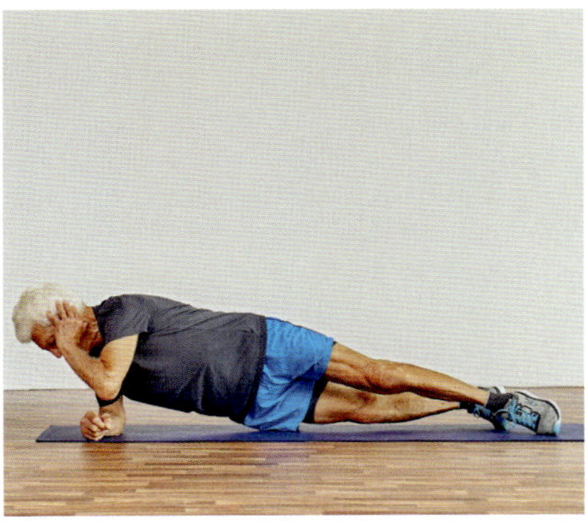

◄ **MITTLERES LEVEL** Machen Sie die Übung mit gestreckten Beinen.

SCHWERES LEVEL Machen Sie die Übung mit gestreckten Beinen und gestrecktem oberen Arm.

6 BEINPRESSE UMGEKEHRT

FÜR EINE KRÄFTIGE UNTERE BAUCHMUSKULATUR

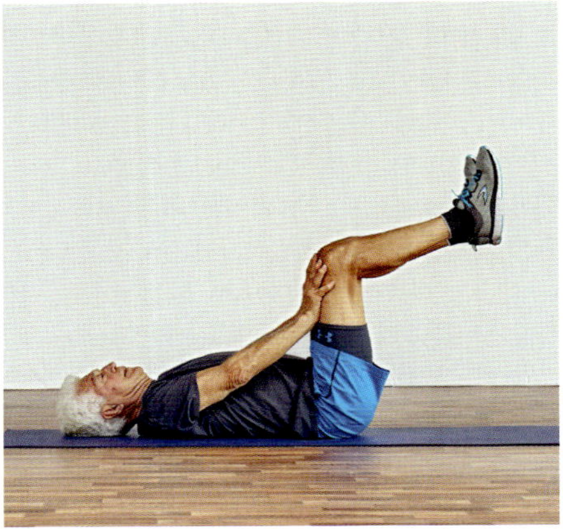

Legen Sie sich auf den Rücken, heben Sie die Beine rechtwinklig an und legen Sie die Hände auf die Oberschenkel. Drücken Sie die Hände beim nächsten Ausatmen leicht gegen die Oberschenkel, diese bleiben an ihrem Platz über den Hüftgelenken stehen. Ihr Kopf liegt am Boden. Beim Einatmen lösen Sie den Druck der Hände. Mit 8 bis 12 Wiederholungen und 2 bis 3 Runden stärken Sie Ihre Mitte.

VARIANTE Drücken Sie mit den Oberschenkeln gegen Ihre Hände.

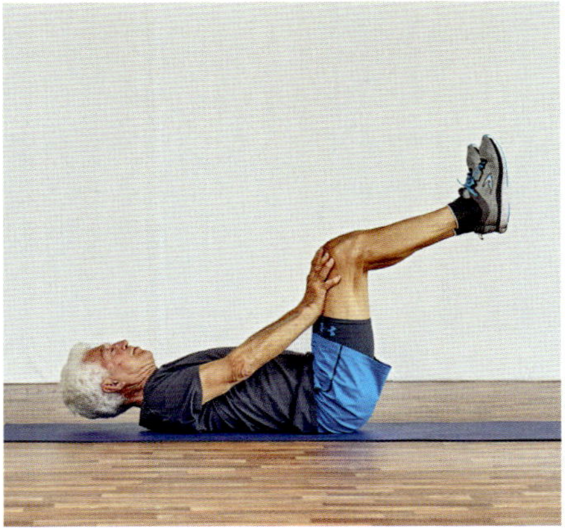

◄ **SCHWERES LEVEL** Heben Sie den Kopf oder die Schulterblätter zusätzlich an, wenn Sie gegen die Oberschenkel drücken.

Für mehr Stabilität können Sie auch nur auf einer Seite Druck aufbauen. Stellen Sie dazu einen Fuß auf den Boden auf und heben nur ein Bein an. Seitenwechsel nicht vergessen!

7 BAUCHPRESSE: DER KLASSIKER FÜR DEN BAUCH

FÜR EINE STARKE KÖRPERMITTE

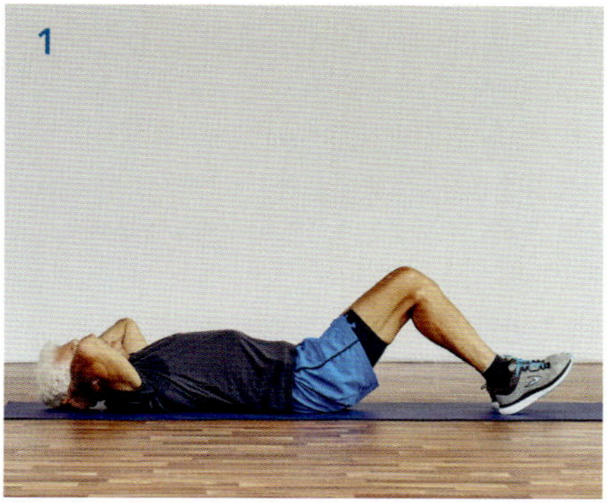

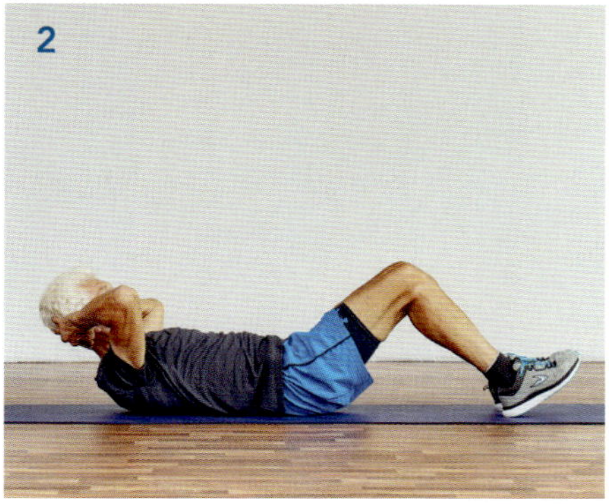

1 Legen Sie sich auf den Rücken und stellen Sie die Füße auf. Ober- und Unterschenkel bilden dabei einen Winkel von ca. 90 Grad. Pressen Sie die Fersen in den Boden, zusätzlich können Sie die Zehenspitzen anziehen. Ihre Hände legen Sie seitlich an den Nacken, sodass die Fingerspitzen den Nacken berühren. Aktivieren Sie die Rumpfmuskulatur.

2 Heben Sie den Oberkörper (Arme, Kopf und oberer Rücken) leicht vom Boden an. Atmen Sie dabei aus. Senken Sie den Oberkörper wieder ab, ohne ihn komplett abzulegen. Die Kraftanstrengung kommt aus der Körpermitte. Machen Sie 8 bis12 Wiederholungen und streben Sie 2 bis 3 Runden an.

Der untere Rücken soll stets Kontakt zum Boden haben – vermeiden Sie ein Hohlkreuz. Halten Sie den Kopf in Verlängerung der Wirbelsäule – Blick diagonal zur Decke.

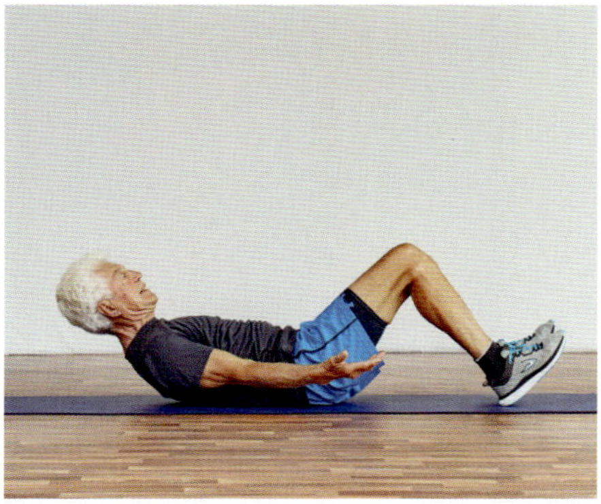

LEICHTES LEVEL Halten Sie die Arme seitlich neben dem Oberkörper gestreckt und schieben Sie die Hände in Richtung Füße.

8 DIAGONALPRESSE

FÜR EINE KRÄFTIGE DIAGONALE BAUCHMUSKULATUR

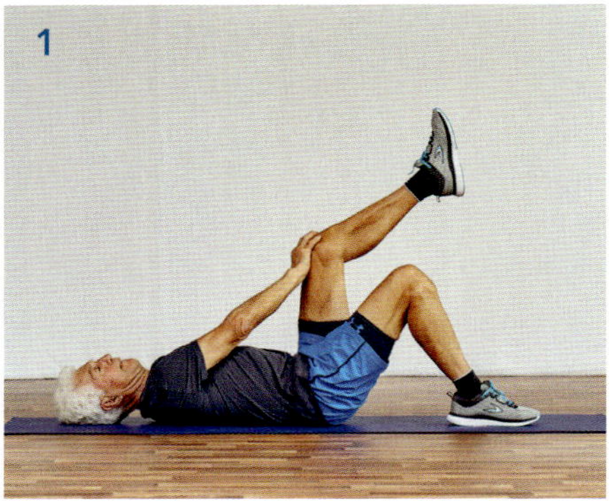

1 Legen Sie sich auf den Rücken, das linke Bein ist angehoben – optimal wäre ein rechter Winkel zwischen Ober- und Unterschenkel. Das rechte Bein ist aufgestellt. Mit der rechten Handinnenfläche drücken Sie gegen die Innenseite des linken Knies. Ihr linker Arm liegt stabilisierend auf der linken Körperseite.

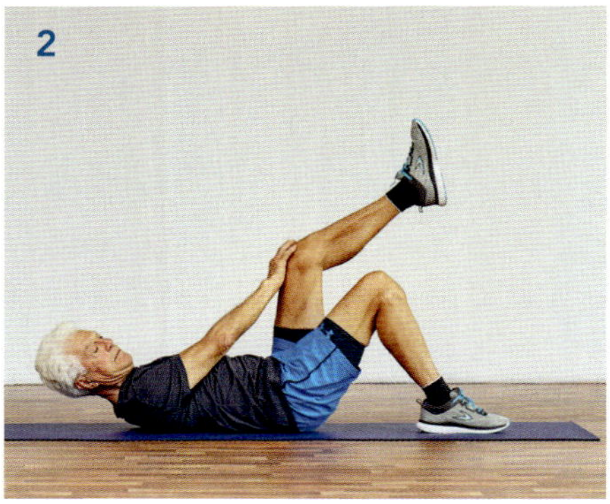

2 Heben Sie zusätzlich den Kopf und den Schultergürtel an und halten Sie die Diagonalspannung für 5 bis 10 Sekunden. Atmen Sie normal weiter. 3 bis 4 Wiederholungen, dann erfolgt ein Seitenwechsel.

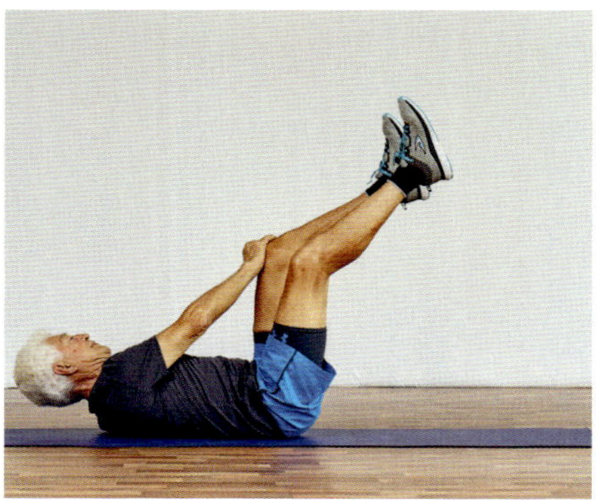

SCHWERES LEVEL Heben Sie das aufgestellte Bein fast gestreckt ebenfalls ab.

9 KÄFER

FÜR KOORDINATION UND ANSTEUERUNG DER DIAGONALEN BAUCHMUSKULATUR

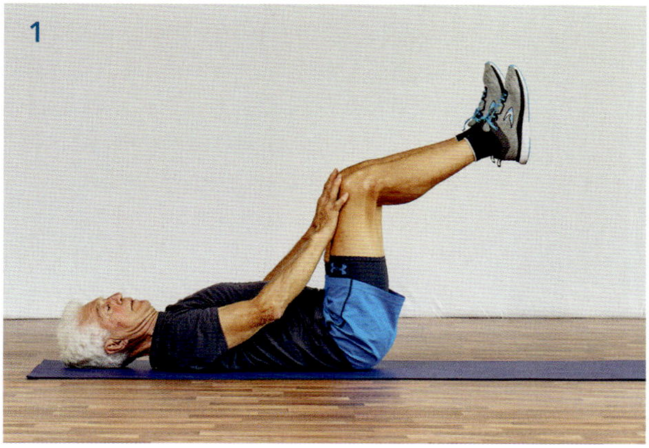

1 Legen Sie sich auf den Rücken, heben Sie die Beine rechtwinklig an und legen Sie die Hände auf die Oberschenkel.

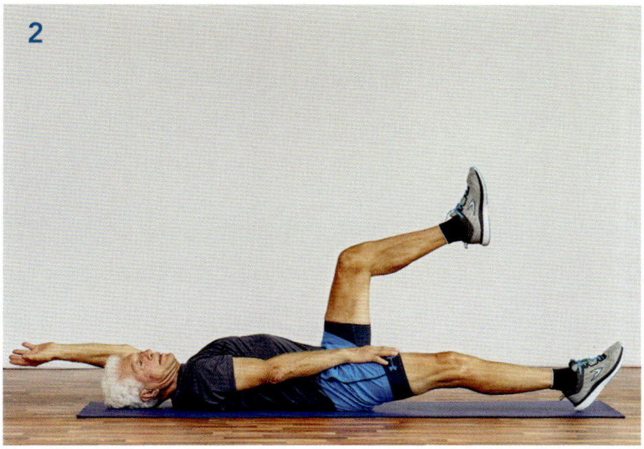

2 Strecken Sie das rechte Bein nach vorn-tief, sodass es beinahe gestreckt ist und ca. 20 cm über dem Boden schwebt, zeitgleich führen Sie den linken Arm über den Kopf in Richtung Boden. Halten Sie die Endposition für 2 Sekunden und kommen Sie dann in die Ausgangsposition zurück. Nach 4 bis 6 Wiederholungen wechseln Sie die Diagonale. 2 bis 3 Runden pro Seite sollten Sie anstreben.

MITTLERES LEVEL Erhöhen Sie die Geschwindigkeit der rhythmischen Wechsel.

10 OBERKÖRPERROTATION IM SITZ

FÜR EINE STARKE TIEFE BAUCH- UND RÜCKENMUSKULATUR

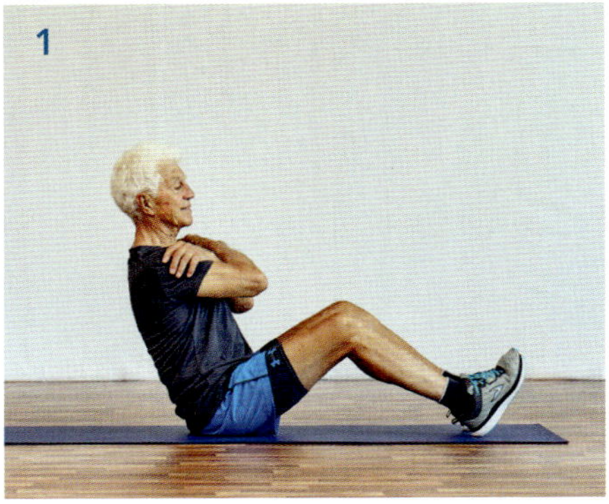

1 Setzen Sie sich auf den Boden, winkeln Sie die Beine um ca. 90 Grad an und drücken Sie die Fersen in den Boden. Lehnen Sie sich leicht zurück, ohne dabei den Rücken rund werden zu lassen. Die Arme kreuzen Sie locker vor der Brust.

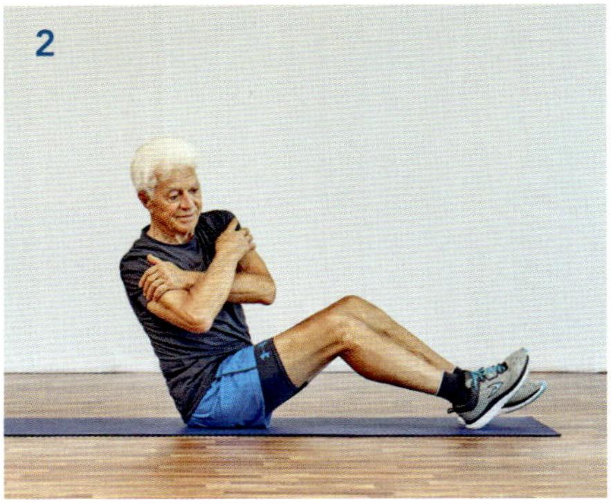

2 Drehen Sie den Oberkörper zur rechten Seite. Kehren Sie in die Mitte zurück und wiederholen Sie die Drehung zur linken Seite. 1 Runde besteht aus 8 bis 12 Drehungen pro Seite. 2 bis 3 Runden sollten Sie anstreben.

Nehmen Sie ein Handtuch zwischen die Knie, um die Oberschenkelinnenseite und die Beckenbodenmuskulatur zusätzlich zu aktivieren.

MITTLERES LEVEL Heben Sie die Beine leicht vom Boden ab.

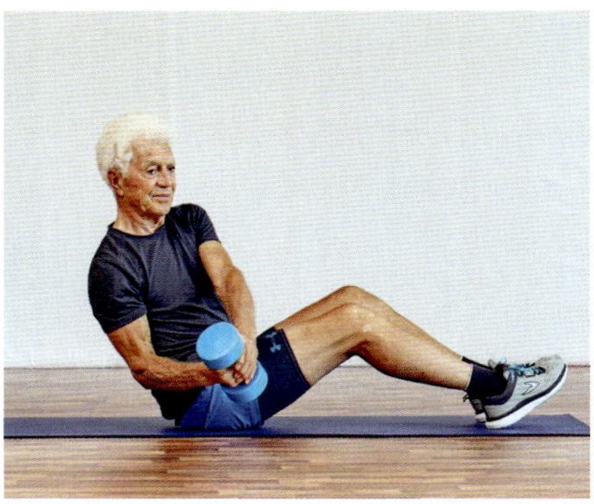

SCHWERES LEVEL Nehmen Sie ein Zusatzgewicht (Hantel oder Wasserflasche) in die Hände.

11 RÜTTELMÖNCH

FÜR DIE STABILISIERUNG DER TIEFEN RUMPFMUSKULATUR

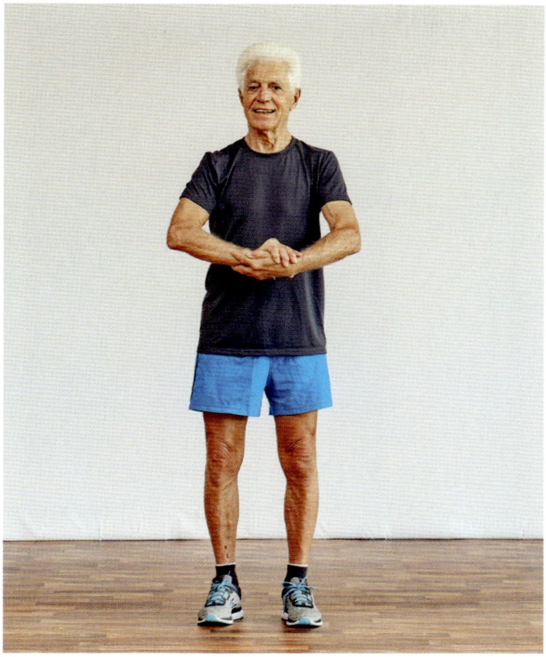

Stellen Sie sich etwa hüftbreit hin. Legen Sie die Handballen mit sanftem Druck auf Brusthöhe gegeneinander, Ihre Ellenbogen zeigen nach außen, und ziehen Sie die Schultern nach hinten-unten tief. Der Blick geht geradeaus. Aktivieren Sie Ihre Rumpfspannung.

Beginnen Sie, Ihre Hände in kleinen Impulsen nach rechts und links zu rütteln. Achten Sie darauf, dass sich nur die Arme bewegen und der Rest des Körpers von dem „Rütteln" unberührt bleibt. Zählen Sie langsam von 10 rückwärts. Machen Sie 3 Runden davon.

SCHWERES LEVEL Wählen Sie eine instabile Unterlage (Kissen, zusammengerolltes Handtuch, gefaltete Fitnessmatte) oder schließen Sie für wenige Sekunden die Augen.

12 BODENDRÜCKER

FÜR DIE STABILISIERUNG DER TIEFEN RUMPFMUSKULATUR

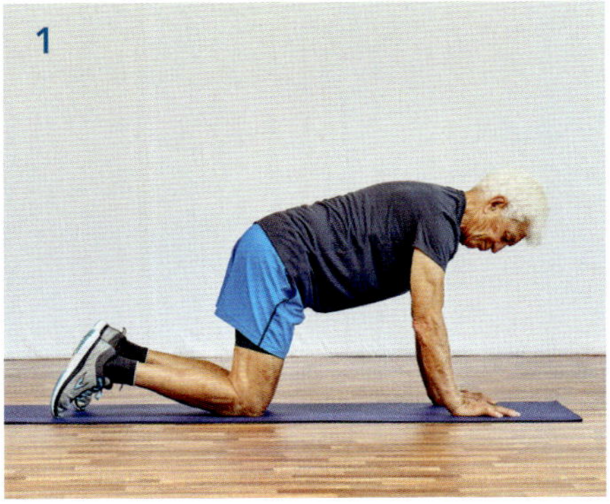

1 Gehen Sie auf der Matte in den Vierfüßlerstand und stellen Sie die Zehenspitzen auf. Ihre Knie befinden sich unter dem Becken, die Hände unter den Schultern. Aktivieren Sie die Bauchmuskulatur und ziehen Sie die Schulterblätter Richtung Becken.

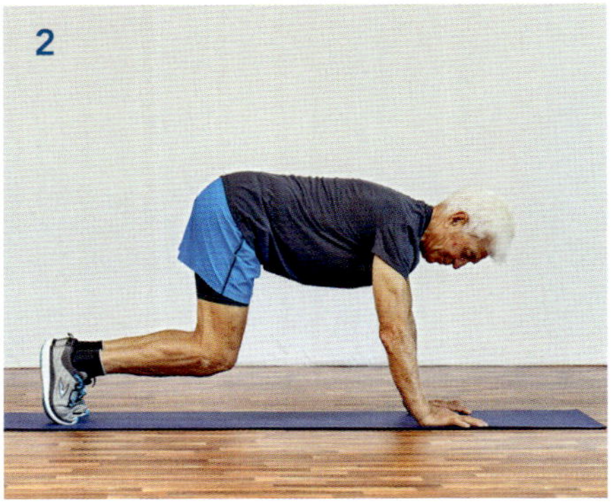

2 Heben Sie Ihre Knie eine Faustbreit vom Boden ab und halten Sie diese Position für 5 bis 10 Sekunden. Stellen Sie sich vor, dass Sie Hände und Füße in den Boden drücken und dort verankern wollen. Setzen Sie anschließend die Knie wieder ab. Machen Sie 4 bis 6 Wiederholungen, schütteln Sie dazwischen die Hände aus und lockern Sie die Handgelenke durch Kreisen. Probieren Sie 2 bis 3 Runden.

Die Übung wird anstrengender, je geringer der Abstand zwischen Knien und Boden ist. Probieren Sie es aus! Lassen Sie die Knie 10 cm oder 5 cm über dem Boden schweben.

MITTLERES LEVEL Lösen Sie abwechselnd eine Hand/einen Fuß vom Boden.

SCHWERES LEVEL Lösen Sie über die Diagonale eine Hand und einen Fuß zeitgleich kurz vom Boden.

13 RUMPFROTATION AUS DEM KNIESTAND

FÜR EINEN STABILEN RÜCKEN

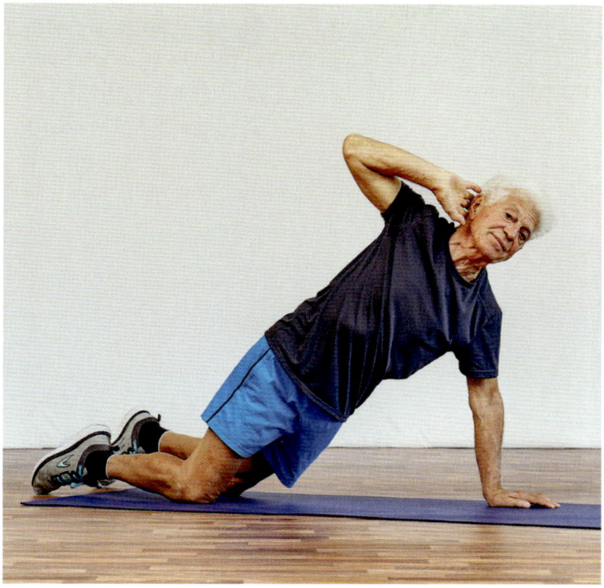

Gehen Sie auf der Matte in den Vierfüßlerstand. Die Oberseiten der Füße sind flach aufgelegt, die Knie befinden sich unter dem Becken und die Hände unter den Schultern. Aktivieren Sie die Bauchmuskulatur, indem Sie den Bauchnabel nach innen-oben ziehen, und schieben Sie die Schulterblätter Richtung Becken.

Lösen Sie die rechte Hand vom Boden und legen Sie sie in den Nacken. Anschließend bewegen Sie den angewinkelten Arm seitlich nach oben und rotieren mit dem Oberkörper leicht mit. Öffnen Sie den Brustkorbbereich, vermeiden Sie ein Hohlkreuz und halten Sie das Becken stabil. Heben und senken Sie den Arm pro Seite 8- bis 12-mal. Dann erfolgt der Seitenwechsel. 2 bis 3 Runden pro Seite.

MITTLERES LEVEL Strecken Sie im obersten Punkt den Arm zur Decke und blicken Sie ihm nach.

14 RUMPFAUFRICHTUNG AUS DER BAUCHLAGE

FÜR DIE KRÄFTIGUNG DES UNTEREN RÜCKENS

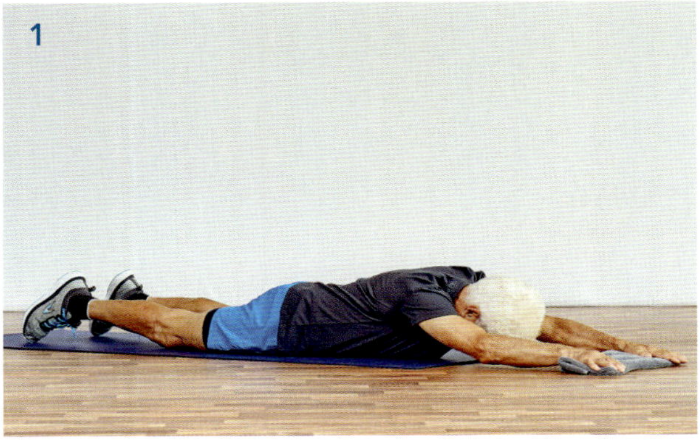

Für diese Übung benötigen Sie einen glatten Untergrund.

1 Legen Sie sich in Bauchlage auf die Matte, die Arme ragen nach vorn über die Matte hinaus. Legen Sie Ihre Hände auf ein kleines Handtuch. Spannen Sie das Gesäß an und halten Sie den Kopf in Verlängerung der Wirbelsäule. Ihr Blick ist zum Boden gerichtet.

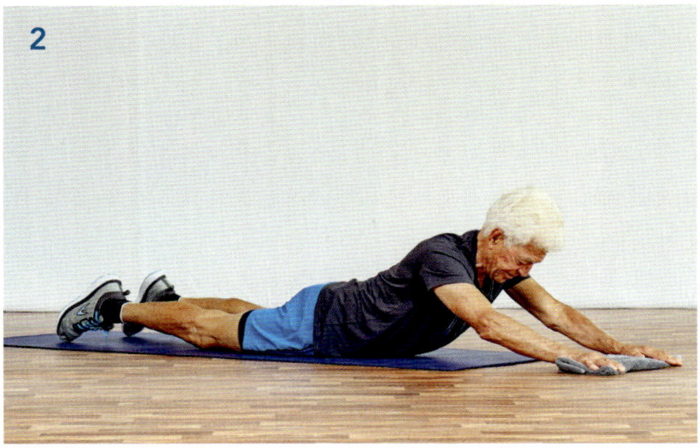

Je höher Sie den Rumpf nehmen, desto intensiver wird die Bewegung.

2 Heben Sie Ihren Rumpf langsam an und ziehen Sie die gestreckten Arme mit dem Handtuch ca. 30 cm zu sich heran. Halten Sie die Position für 2 Sekunden und senken Sie den Oberkörper wieder in die Ausgangsposition. Heben Sie Ihren Oberkörper 8- bis 12-mal an, 2 bis 3 Runden.

Lassen Sie das Gesäß angespannt, drücken Sie die Füße in den Boden und ziehen Sie die Schultern tief.

15 DIAGONALHEBEN IN BAUCHLAGE

FÜR EINE STARKE RÜCKSEITE

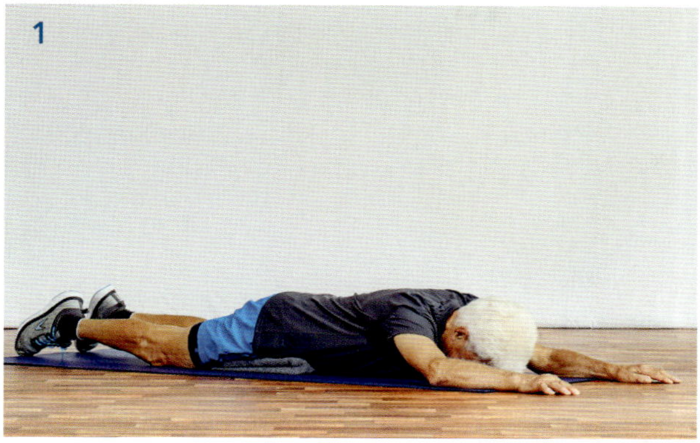

1 Legen Sie sich in Bauchlage auf die Matte. Unterstützen Sie bei Bedarf den Beckenbereich mit einer Polsterung (zusammengelegtes Handtuch). Stellen Sie die Zehenspitzen auf. Die Arme liegen parallel gestreckt vor dem Körper auf dem Boden. Der Kopf befindet sich in Verlängerung der Wirbelsäule. Aktivieren Sie die Rumpfspannung und die Gesäßmuskulatur.

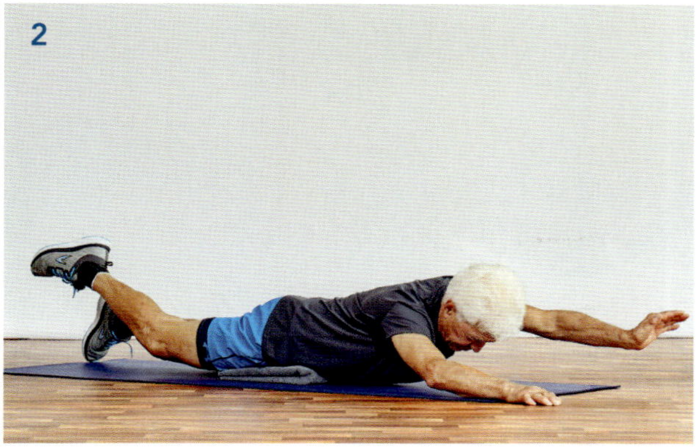

2 Heben Sie nun synchron das rechte Bein und den linken Arm langsam an. Halten Sie diese Position für 2 bis 3 Sekunden und senken Sie Arm und Bein wieder. Halten Sie dabei die Grundspannung im Rumpf. Danach heben Sie das linke Bein und den rechten Arm langsam an. Machen Sie 8 bis 12 Wiederholungen, damit Sie jede Seite 4- bis 6-mal anheben. Streben Sie 2 bis 3 Runden an.

MITTLERES LEVEL In der Endposition führen Sie kleine federnde Impulse mit Arm und Bein aus.

SCHWERES LEVEL Nehmen Sie ein Zusatzgewicht in die Hand.

C

Gesäß, Oberschenkel und Unterschenkel

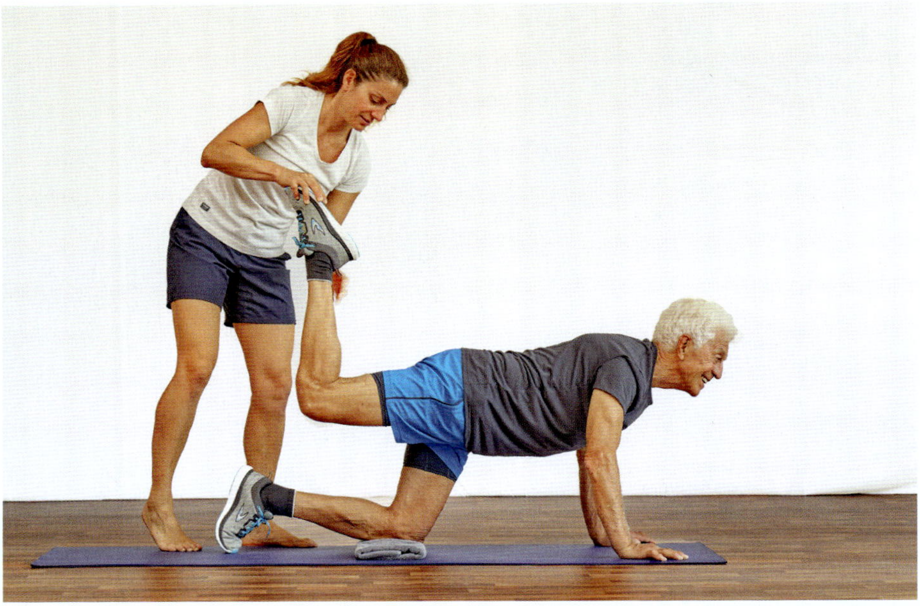

Treppensteigen, aufstehen, aus dem Auto ein- oder aussteigen oder auch mal ein ausgedehnter Spaziergang – das alles sind Tätigkeiten, bei denen die Beinmuskulatur benötigt wird. Unsere Beine sind unsere Stützen.

Diese Stützen gilt es zu stärken, zu stabilisieren und in Einklang zu bringen, damit wir unsere Alltagsaktivitäten reibungslos ausführen können. Auch das Sturzrisiko wird durch eine gute Beinkraft reduziert.

1 BEINHEBEN AUS DEM STÜTZ

FÜR EIN STRAFFES GESÄSS

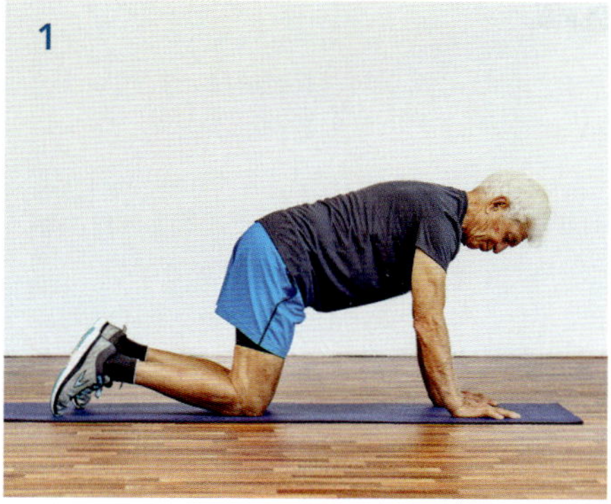

1 Gehen Sie in den Vierfüßlerstand und stellen Sie die Zehenspitzen auf. Ihre Knie befinden sich unter dem Becken und die Hände unter den Schultern. Aktivieren Sie die Bauchmuskulatur und ziehen Sie die Schulterblätter Richtung Becken.

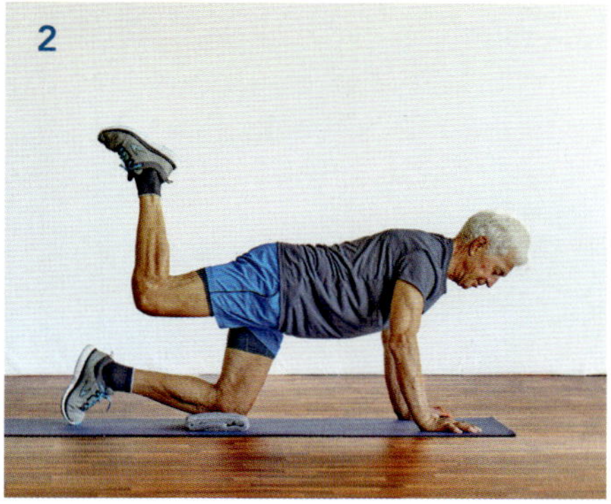

2 Lösen Sie das rechte Bein vom Boden und heben Sie es angewinkelt so weit an, bis Ihr Oberschenkel mindestens parallel zum Boden ist. Achten Sie während der Übungen darauf, im Kniegelenk einen rechten Winkel zu halten. 8 bis 12 Wiederholungen, dann Seitenwechsel, 2 bis 3 Durchgänge.

MITTLERES LEVEL Geben Sie am höchsten Punkt mit dem Bein kleine Impulse nach oben und unten.

SCHWERES LEVEL Halten Sie das obere Bein gestreckt.

Achten Sie auf einen stabilen Oberkörper. Halten Sie die Rumpfspannung und fallen Sie nicht in ein Hohlkreuz!

2 BECKENHEBEN AUS DER RÜCKENLAGE

FÜR EINE STARKE RÜCKSEITE

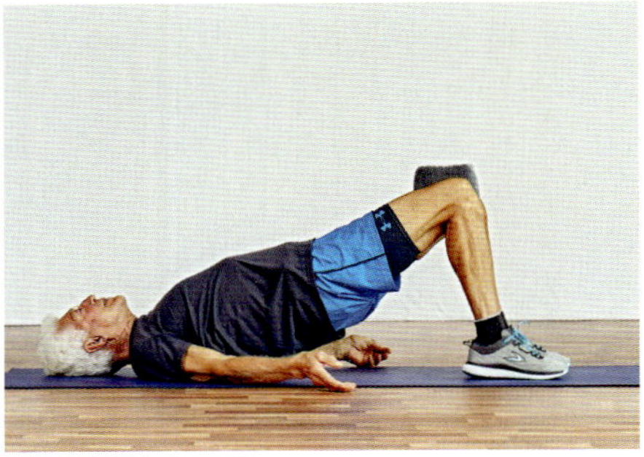

◄ Legen Sie sich auf der Matte auf den Rücken und stellen Sie die Füße etwa hüftbreit leicht vor dem Knie-Lot auf. Ihre Arme liegen seitlich neben dem Oberkörper. Klemmen Sie sich ein zusammengerolltes Handtuch (oder einen Yogablock) zwischen die Knie. Aktivieren Sie die Rumpf- und Beckenbodenmuskulatur und heben Sie das Becken so weit an, dass Rumpf und Oberschenkel eine Linie bilden. Heben Sie 8- bis 12-mal das Becken an, dann machen Sie eine kurze Pause, 2 bis 3 Durchgänge.

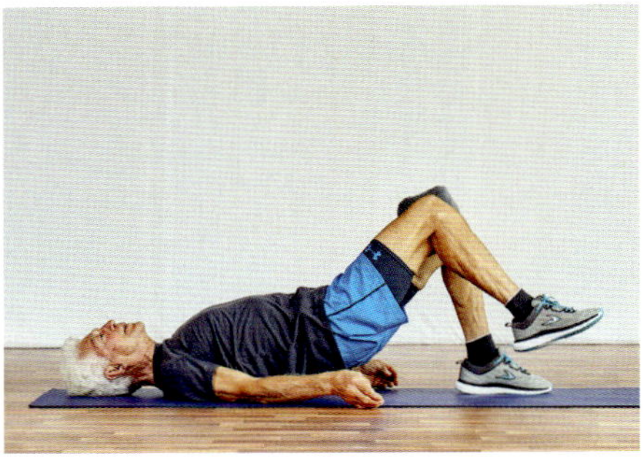

◄ **MITTLERES LEVEL** In der Endposition heben Sie abwechselnd den rechten und den linken Fuß an, als würden Sie auf der Stelle gehen. 15 bis 20 „Schritte" und 2 bis 3 Durchgänge dienen der zusätzlichen Kräftigung der Beinrückseite.

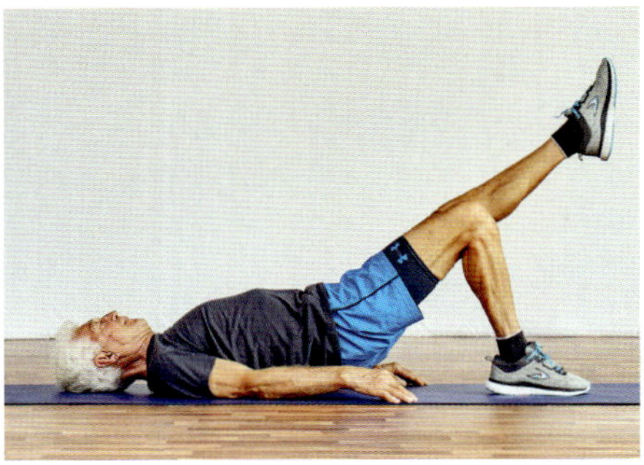

◄ **SCHWERES LEVEL** Heben Sie ein Bein an und strecken Sie es, während Sie die Hüfte heben und senken.

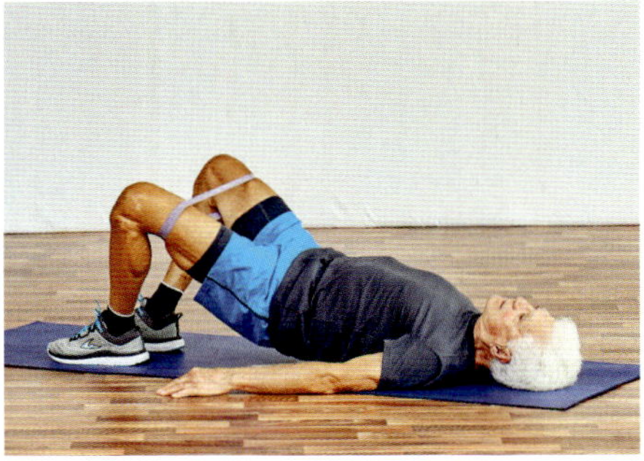

◄ **POWER-LEVEL MIT RINGGUMMI-BAND** Das Ringgummiband legen Sie ca. 10 cm oberhalb des Knies um Ihre Oberschenkel. In der Endposition drücken Sie die Oberschenkel gegen den Bandwiderstand nach außen (8- bis 10-mal), dann erst senken Sie die Hüfte.

3 GLEITENDES FERSENZIEHEN IN RÜCKENLAGE

FÜR EINE STARKE RÜCKSEITE UND EIN STRAFFES GESÄSS

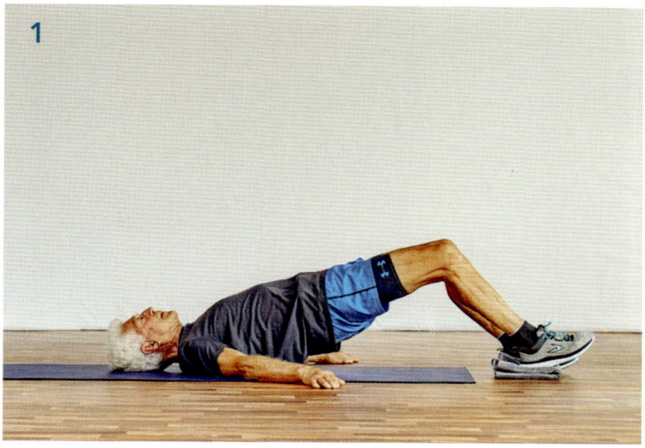

Für diese Übung benötigen Sie einen glatten, gleitfähigen Untergrund.

1 Legen Sie sich auf der Matte auf den Rücken. Achten Sie darauf, dass Ihre Füße und Beine über die Matte hinausragen. Platzieren Sie die rechte Ferse auf einem Handtuch, das sich auf einem glatten Untergrund befindet. Legen Sie die Arme seitlich neben dem Oberkörper ab. Aktivieren Sie Ihre Rumpf- und Gesäßmuskulatur. Heben Sie das Becken an.

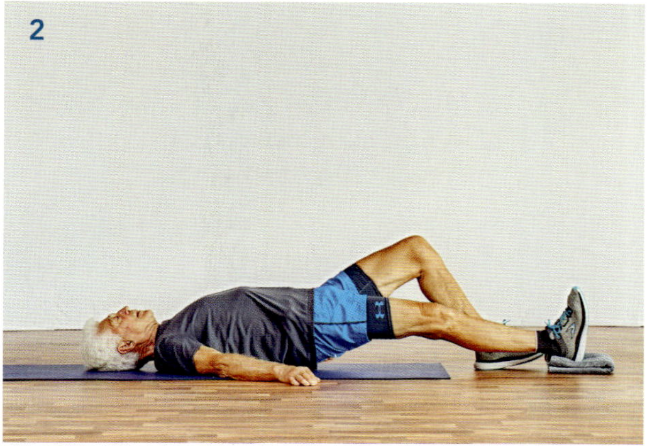

2 Ziehen Sie die rechte Ferse durch aktives Beugen des rechten Beins in Richtung Gesäß und strecken Sie das Bein wieder. Achten Sie darauf, dass das Gesäß stets etwas vom Boden abgehoben ist. Probieren Sie 8 bis 12 Wiederholungen pro Bein und streben Sie 2 bis 3 Runden an.

4 OBERES BEINHEBEN IN SEITENLAGE

ZUR AKTIVIERUNG DER BEINAUSSENSEITEN

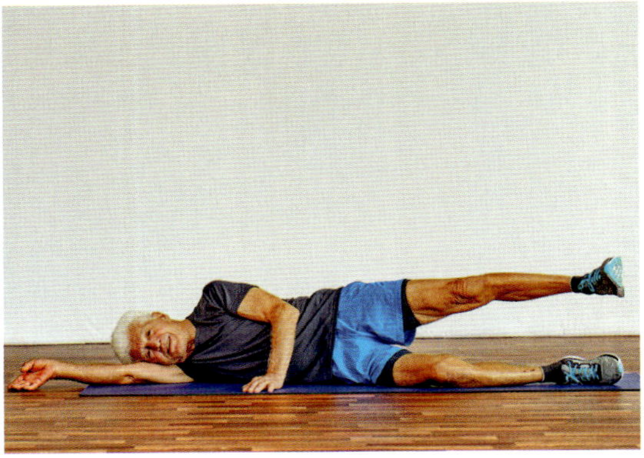

Legen Sie sich auf der Matte auf die Seite. Ihr Kopf ruht auf dem unteren Arm, mit dem oberen Arm stützen Sie sich vor dem Oberkörper auf dem Boden ab. Das untere Bein können Sie für mehr Stabilität leicht anwinkeln. Das obere Bein ist gestreckt und die Zehenspitzen werden in Richtung Schienbein gezogen. Aktivieren Sie Ihre Rumpf- und Beckenbodenmuskulatur.
Heben Sie das obere Bein gestreckt an und senken Sie es wieder in die Ausgangsposition. Für mehr Aktivierung der Gesäßmuskulatur führen Sie das Bein leicht diagonal nach hinten-oben. 8 bis 12 Wiederholungen, dann Seitenwechsel, 2 bis 3 Runden.

MITTLERES LEVEL Machen Sie in der Endposition mit dem Bein kleine Impulse oder Kreise.

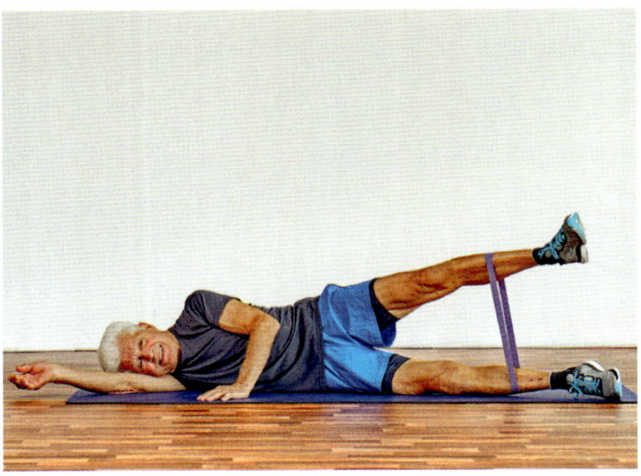

◀ SCHWERES LEVEL
Heben Sie das obere Bein gegen den Widerstand eines Gummibands an. Das Gummiband befindet sich ca. 10 cm oberhalb des Knöchels.

5 UNTERES BEINHEBEN IN SEITENLAGE

ZUR AKTIVIERUNG DER BEININNENSEITEN

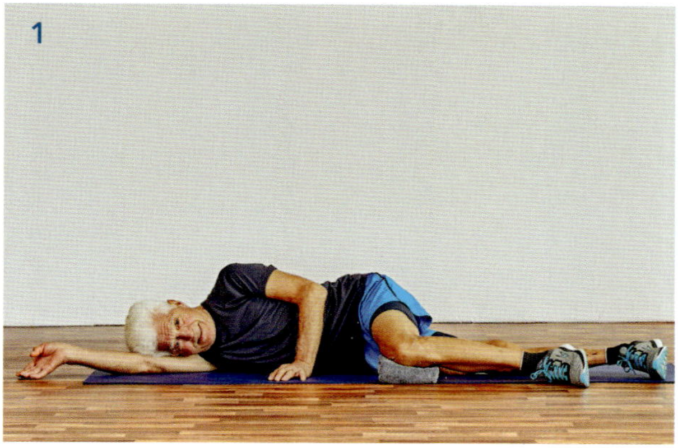

1 Legen Sie sich auf der Matte auf die Seite. Ihr Kopf ruht auf dem unteren Arm, mit dem oberen Arm stützen Sie sich vor dem Oberkörper auf dem Boden ab. Beugen Sie das obere Bein rechtwinklig und legen Sie es vor dem Körper ab. Zur Unterstützung können Sie ein Handtuch unter das Knie legen. Strecken Sie das untere Bein und ziehen Sie die Zehenspitzen in Richtung Schienbein.

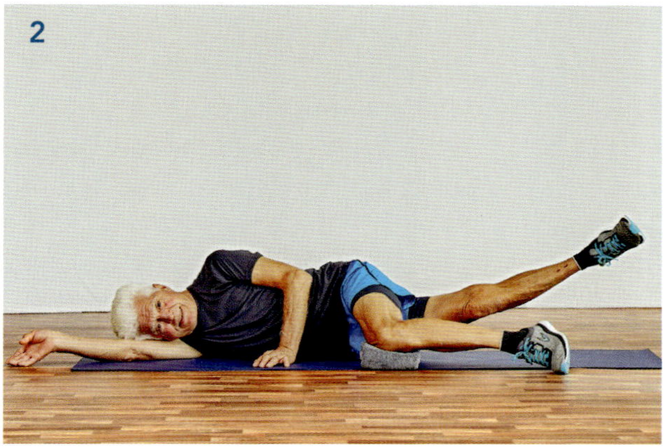

2 Heben Sie das untere, gestreckte Bein an und führen Sie es ca. 30 bis 40 cm nach oben (Endposition). 8 bis 12 Wiederholungen, dann Seitenwechsel. Pro Seite sollten Sie 2 bis 3 Runden anstreben.

MITTLERES LEVEL In der Endposition strecken Sie den Fuß und ziehen die Zehenspitze an. Dieses Strecken und Anziehen erfolgt im stetigen Wechsel. Oder bewegen Sie das angehobene Bein mehrmals kurz nach oben und unten (kleine Impulse).

6 BEINHEBEN IM STAND MIT GUMMIBAND

FÜR EINEN STARKEN HÜFTBEUGER

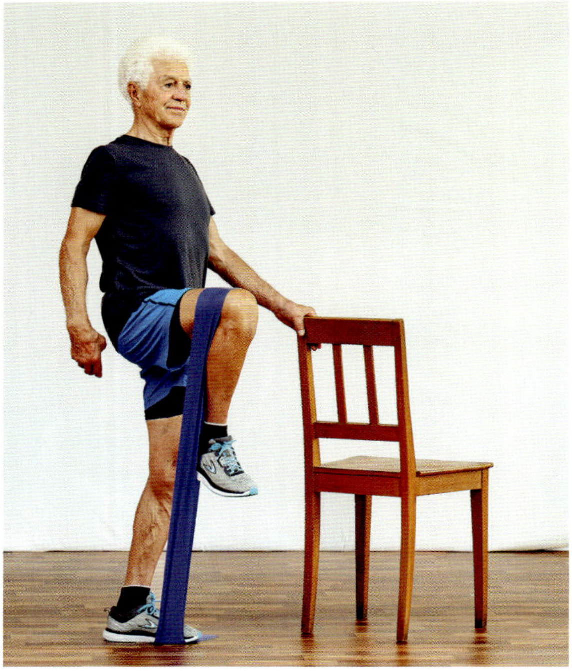

Legen Sie das Gummiband um den rechten Oberschenkel und fixieren Sie es mit dem linken Fuß auf dem Boden, indem Sie auf beiden Bandenden stehen. Für einen festen Stand stützen Sie sich mit einer Hand an einer Stuhllehne ab, beide Arme bleiben locker. Spannen Sie die Rumpfmuskulatur an.
Heben Sie den rechten Oberschenkel bis zur Waagerechten an und senken Sie das Bein wieder bis fast in die Ausgangsstellung. 8 bis 12 Wiederholungen, dann Seitenwechsel, 2 bis 3 Runden.

Ziehen Sie sich vom Scheitel aus gedacht nach oben zur Decke und bleiben Sie im Lot stehen! Lieber das Knie nicht zu hoch ziehen als mit dem Oberkörper nach hinten auszuweichen.

7 ABSPREIZEN MIT RINGGUMMIBAND

FÜR EINE STRAFFE OBERSCHENKELAUSSENSEITE UND EINEN STABILEN STAND

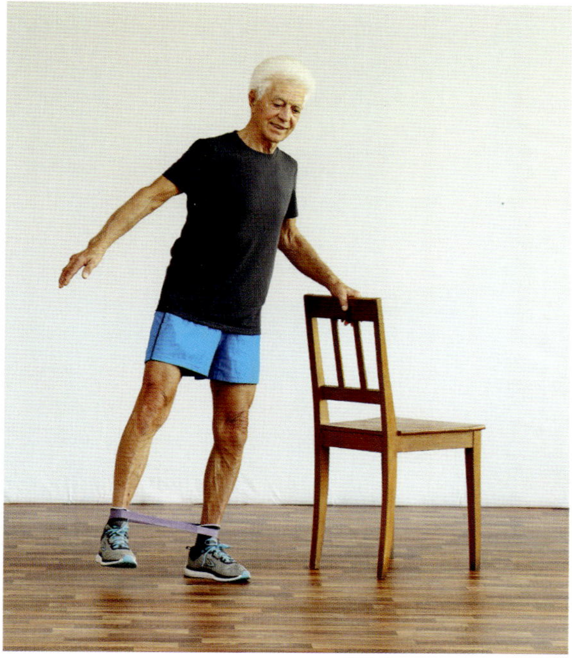

Steigen Sie mit beiden Beinen in ein Ringgummiband. Das Band sollte sich kurz oberhalb der Knöchel befinden. Stellen Sie sich auf ein Bein. Bei Bedarf stützen Sie sich mit der Hand auf der Standbeinseite an einer Wand oder Stuhllehne ab. Der Oberkörper ist aufgerichtet, die Schultern tief. Spannen Sie die Rumpfmuskulatur an.

Heben Sie das nicht belastete Bein seitlich gegen den Bandwiderstand an und senken Sie es wieder. 8 bis 12 Wiederholungen, dann Seitenwechsel, 2 bis 3 Runden.

SCHWERES LEVEL In der Endposition führen Sie kleine wippende Impulse nach oben aus.

8 KNIEBEUGE

FÜR STARKE OBERSCHENKEL

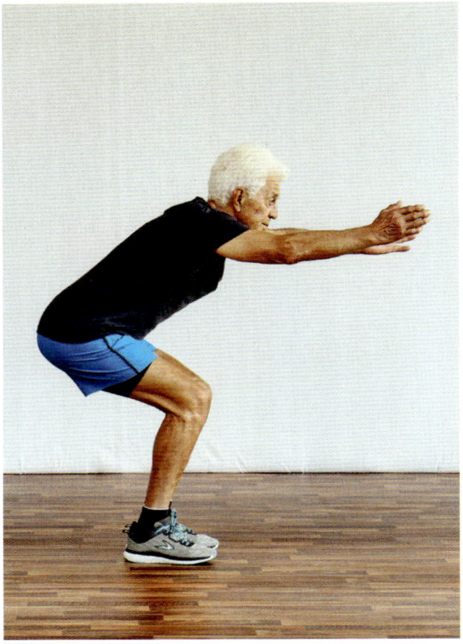

◀ Stellen Sie Ihre Füße parallel und schulterbreit auf. Das Gewicht ist gleichmäßig auf beiden Füßen verteilt. Der Oberkörper ist aufgerichtet, Bauch und Gesäß sind angespannt. Die Arme hängen locker an der Seite, die Schultern sind tief, der Blick geradeaus.
Bringen Sie sich in eine Hockstellung, indem Sie beide Kniegelenke beugen und Ihr Gesäß nach hinten tief senken. Gehen Sie so tief, wie es Ihnen möglich ist (optimal wäre es, wenn sich die Oberschenkel etwa in der Waagerechten befänden). Die Arme werden zeitgleich gestreckt nach vorn geführt, bis sie möglichst in Verlängerung des Oberkörpers sind. Je tiefer Sie gehen, desto anstrengender wird es für Ihre Beine. Dann strecken Sie sich wieder in die Ausgangsposition. 15 bis 20 Wiederholungen und 2 bis 3 Runden.

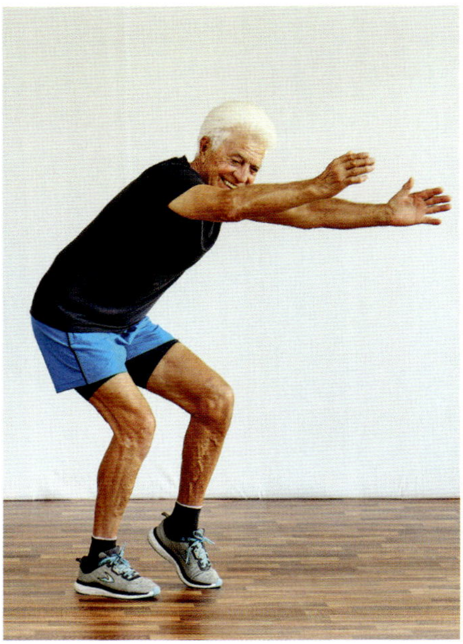

◀ **MITTLERES LEVEL** Gehen Sie in der Streckposition auf die Fußspitzen oder/und heben Sie in der Hockposition abwechselnd die rechte und linke Ferse an. Der Oberkörper bleibt dabei ruhig.

Zur Bewegungskontrolle können Sie ein Ringgummiband um die Oberschenkel legen und es unter Spannung halten. Damit ist gewährleistet, dass Ihre Knie nicht nach innen kippen.

9 GEHEN IN DER KNIEBEUGE

FÜR KRÄFTIGE OBERSCHENKEL UND EIN FESTES GESÄSS

Stellen Sie Ihre Füße parallel und schulterbreit auf. Das Gewicht ist gleichmäßig auf beiden Füßen verteilt. Der Oberkörper ist aufgerichtet, Bauch und Gesäß sind angespannt. Die Arme hängen locker an der Seite, die Schultern sind tief, der Blick geradeaus.
Bringen Sie sich in eine Hockstellung, indem Sie beide Kniegelenke beugen und Ihr Gesäß nach hinten tief senken. Gehen Sie so tief, wie es Ihnen möglich ist (optimal wäre es, wenn sich die Oberschenkel etwa in der Waagerechten befänden). Die Arme werden zeitgleich gestreckt nach vorn geführt, bis sie möglichst in Verlängerung des Oberkörpers sind. Je tiefer Sie gehen, desto anstrengender wird es für Ihre Beine.

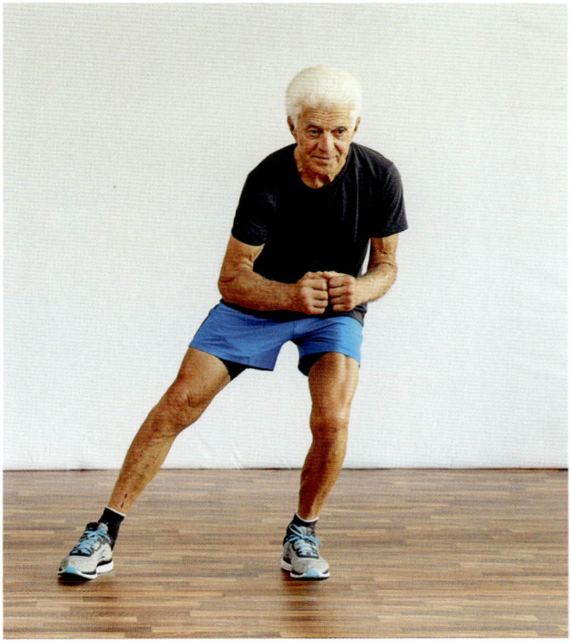

VARIANTE „KRABBE" (Gang seitwärts) Setzen Sie den rechten Fuß zur Seite und stellen Sie den linken Fuß an, übertragen Sie das Gewicht auf den linken Fuß und setzen Sie den rechten Fuß erneut zur Seite. 4-mal nach rechts, 4-mal nach links, dann in den Stand aufrichten. 5 bis 10 Durchgänge lohnen sich.

VARIANTE „ENTE" (Gang vorwärts) Machen Sie in der Hockposition 4 kleine Schritte nach vorn. Strecken Sie sich, drehen Sie sich um und gehen Sie in die andere Richtung zurück. Das entspricht einem Durchgang. Streben Sie 5 bis 10 Durchgänge an.

10 AUSFALLSCHRITT AUS DEM KNIESTAND

FÜR EINE STÄRKUNG DER OBERSCHENKEL UND EINE BESSERE BALANCE

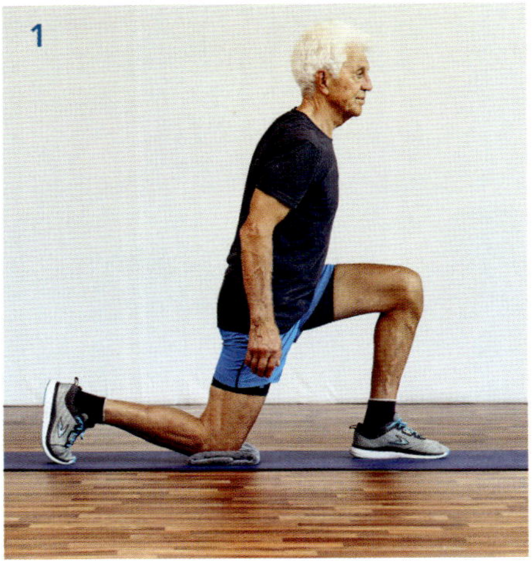

1 Begeben Sie sich in den Kniestand und stellen Sie ein Bein auf. Achten Sie darauf, dass das vordere Knie über dem Sprunggelenk ist. Zur Polsterung können Sie ein Handtuch unter das Knie am Boden legen. Aktivieren Sie die Rumpfmuskulatur.

Bei Bedarf können Sie sich an einer Wand oder einem Stuhl abstützen.

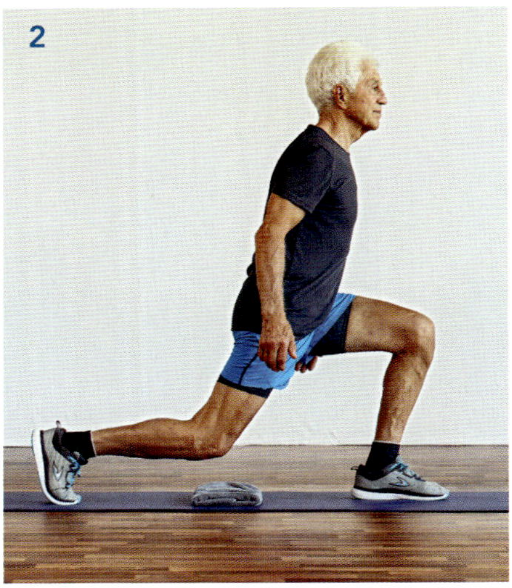

2 Heben Sie Ihren Körper so weit an, dass das hintere Knie etwa faustbreit über dem Boden schwebt. Senken Sie danach den Körper kontrolliert zu Boden. 8 bis 12 Wiederholungen pro Bein, 2 bis 3 Runden.

MITTLERES LEVEL Setzen Sie das vordere Bein weiter nach vorn (Beugung von ca. 45 Grad).

Je tiefer das Knie über dem Boden schwebt, desto schwieriger wird die Übung. Versuchen Sie, das Knie nur 10 cm oder 5 cm vom Boden abzuheben.

11 SEITLICHER AUSFALLSCHRITT

FÜR KRÄFTIGE OBERSCHENKEL UND STABILE KNIE

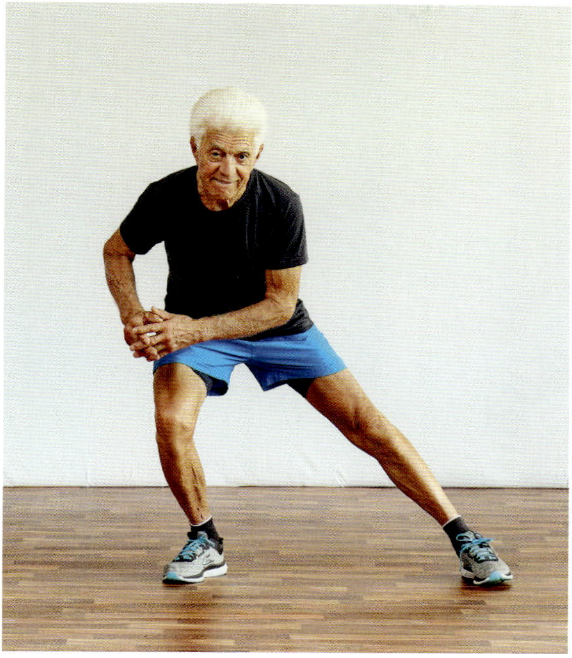

Stellen Sie Ihre Füße parallel und hüftbreit auf. Das Gewicht ist gleichmäßig auf beiden Füßen verteilt. Der Oberkörper ist aufgerichtet, Bauch und Gesäß sind angespannt. Stützen Sie die Arme in der Hüfte ab oder führen Sie sie locker vor dem Körper zusammen, die Schultern sind tief, der Blick geht geradeaus.

Führen Sie einen weiten Schritt zur Seite aus und beugen Sie das Knie. Schieben Sie dabei das Gesäß etwas nach hinten und neigen Sie Ihren Oberkörper leicht nach vorn, in Richtung Oberschenkel des gebeugten Beins. Kehren Sie wieder in die Ausgangsposition zurück, indem Sie das gebeugte Bein abdrücken. 8 bis 12 Wiederholungen, dann Seitenwechsel, 2 bis 3 Runden pro Seite.

12 AUSFALLSCHRITT MIT GLEITEN

FÜR EINE STARKE OBERSCHENKELINNENSEITE

Für diese Übung benötigen Sie einen glatten, gleitfähigen Untergrund.

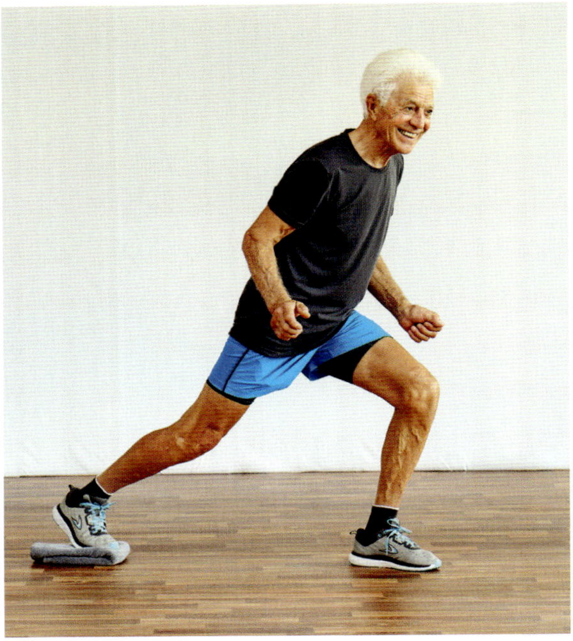

Stellen Sie Ihre Füße parallel und hüftbreit auf. Das Gewicht ist gleichmäßig auf beiden Füßen verteilt. Unter einem Fuß befindet sich ein kleines Handtuch. Der Oberkörper ist aufgerichtet, Bauch und Gesäß sind angespannt, die Schultern sind tief und der Blick geht geradeaus. Gleiten Sie mit dem Fuß, der sich auf dem Handtuch befindet, nach hinten. Beugen Sie das Knie des Standbeins, wodurch das Gesäß etwas nach hinten unten geschoben wird. Halten Sie den Rücken gerade und stabil. Ziehen Sie das Spielbein (das Bein, das Sie gerade nach hinten geschoben haben) wieder nach vorn und kommen Sie in die Ausgangsposition zurück. Die Belastung spüren Sie primär im Standbein. Schieben Sie das Spielbein 8- bis 12-mal nach hinten und vorn, dann erfolgt ein Seitenwechsel. 2 bis 3 Runden pro Seite sollten Sie anstreben.

SCHWERES LEVEL Führen Sie in der Endposition wischende Bewegungen mit dem Spielbein zur Seite aus.

Bei Bedarf stützen Sie sich vorn an einer Wand oder einem Stuhl ab.

13 SCHLITTSCHUHFAHRER

FÜR EINE STÄRKUNG DER SEITLICHEN OBERSCHENKEL

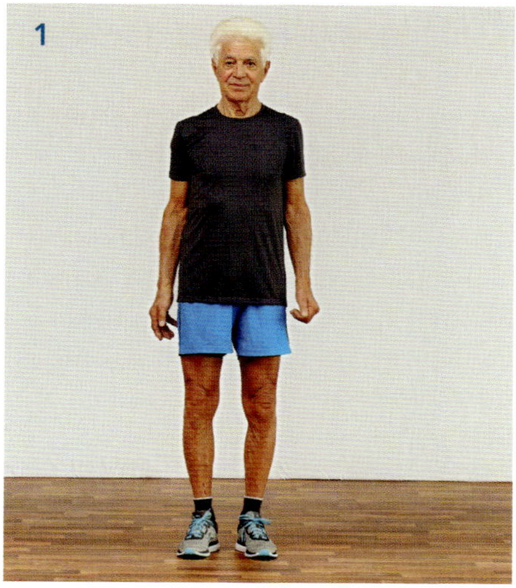

1 Stellen Sie Ihre Füße parallel und hüftbreit auf. Das Gewicht ist gleichmäßig auf beiden Füßen verteilt. Der Oberkörper ist aufgerichtet, Bauch und Gesäß sind angespannt. Die Arme hängen locker an der Seite, die Schultern sind tief, der Blick geht geradeaus.

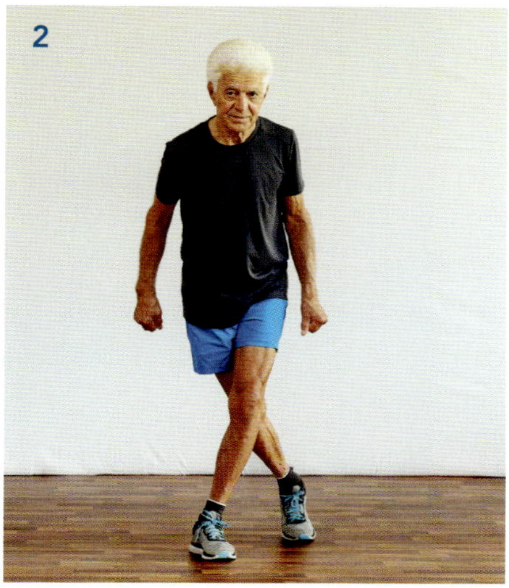

2 Machen Sie nun einen weiten Schritt mit dem linken Bein zur Seite und setzen Sie den rechten Fuß leicht gekreuzt hinter dem linken Bein ab. Beugen Sie dabei beide Knie. Dann erfolgt die Bewegung nach rechts. 8 bis 12 Wiederholungen, 2 bis 3 Runden.

Halten Sie den Oberkörper aufrecht und weichen Sie nicht mit der Hüfte aus. Je tiefer Sie gehen und je weiter Sie die Beine kreuzen, desto schwieriger wird es.

SCHWERES LEVEL Bringen Sie mehr Dynamik in die Übung und gehen Sie etwas schwungvoller in den gekreuzten Tiefstand.

14 VENENPUMPE

FÜR STRAMME WADEN UND STABILE SPRUNGGELENKE

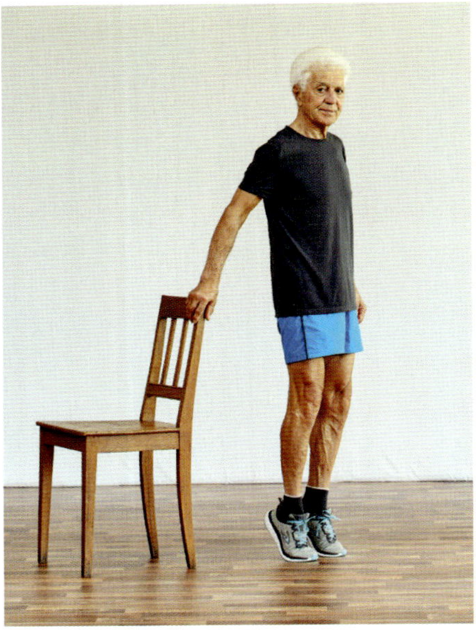

Stützen Sie sich bei Bedarf an einer Wand oder einem Stuhl ab. Stellen Sie Ihre Füße parallel und hüftbreit auf. Das Gewicht ist gleichmäßig auf beiden Füßen verteilt. Der Oberkörper ist aufgerichtet, Bauch und Gesäß sind angespannt. Die Arme hängen locker an der Seite, die Schultern sind tief, der Blick geht geradeaus.
Stellen Sie sich auf die Zehenspitzen, halten Sie die Position für 2 Sekunden und senken Sie die Fersen wieder. 8 bis 12 Wiederholungen, 2 bis 3 Runden.

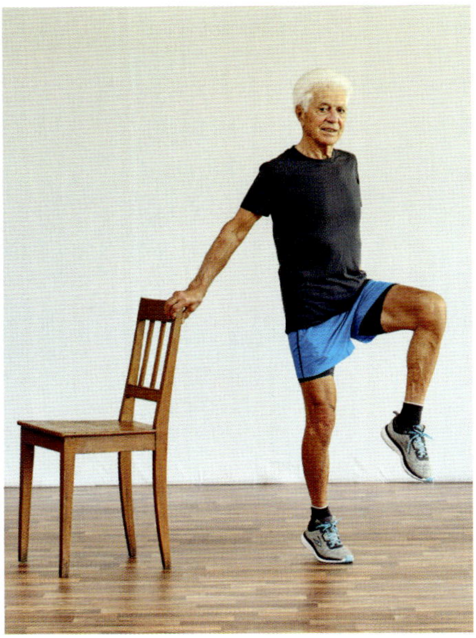

MITTLERES LEVEL Heben Sie die linke und die rechte Ferse im Wechsel an.

◀ **SCHWERES LEVEL** Stellen Sie sich nur auf ein Bein und gehen Sie dann auf die Fußspitze.

15 ZEHENKRALLEN

FÜR STARKE FÜSSE

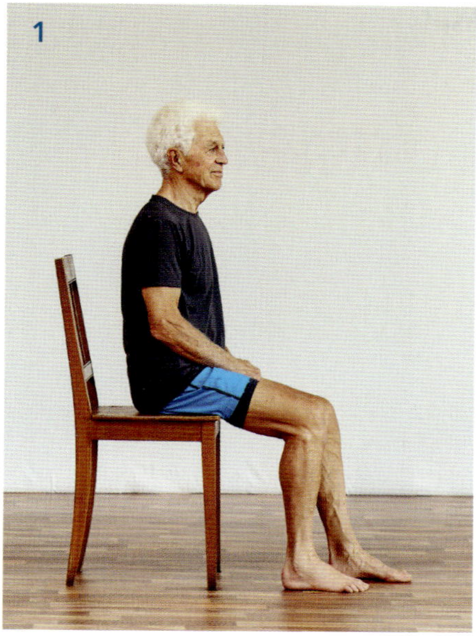

1 Setzen Sie sich auf einen Stuhl, der Oberkörper ist entspannt, die Arme hängen an der Seite oder liegen in Ihrem Schoß.

Diese Übung machen Sie am besten barfuß.

Die Übung können Sie auch im Stehen machen.

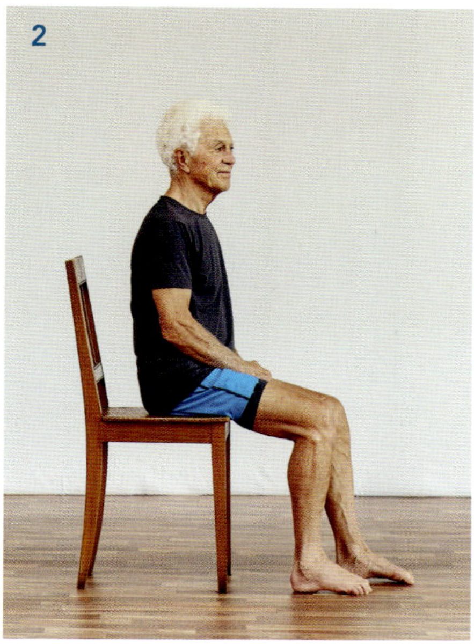

2 Krallen Sie nun abwechselnd die Zehen in den Boden und ziehen Sie sich sukzessiv nach vorn. Stellen Sie sich vor, dass Sie ein Handtuch mit den Zehen fassen und es festhalten möchten. Die Fersen bleiben dabei auf dem Boden. Sie können die Bewegung auch zeitgleich mit beiden Füßen durchführen. 8 bis 12 Wiederholungen pro Fuß, 2 bis 3 Runden.

D

Komplexere Ganzkörperübungen

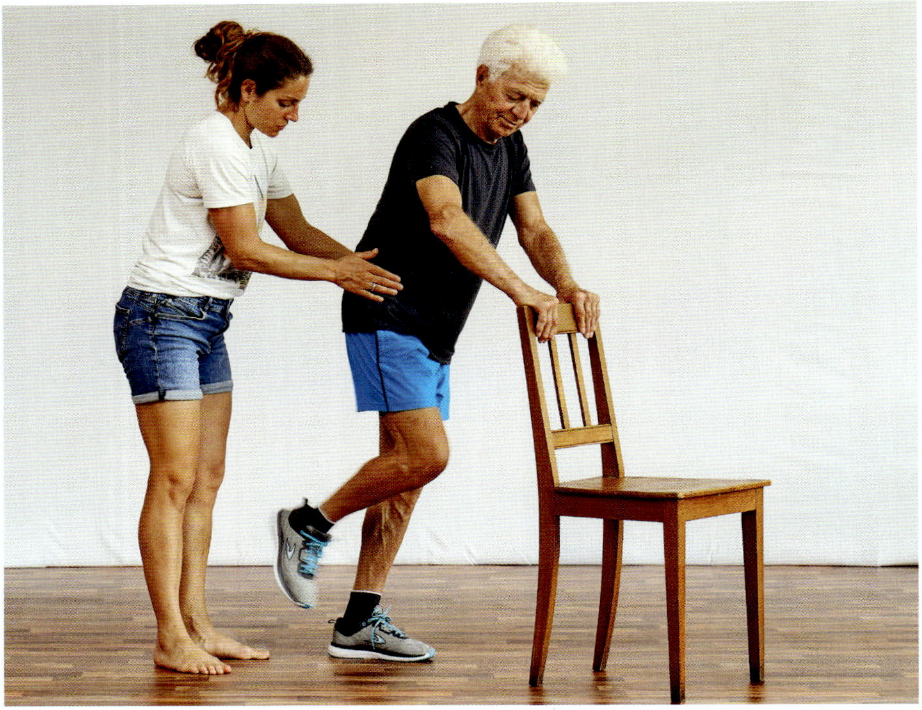

Eine scheinbar einfache Alltagsbewegung, wie beispielsweise aus dem Auto aussteigen oder die Einkäufe hochheben, erfordert das koordinierte Zusammenspiel vieler Muskeln unterschiedlicher Körperbereiche. Oft ist uns dieses Zusammenspiel nicht bewusst – bis zu dem Moment, an dem es nicht mehr so rund und reibungslos läuft, weil irgendwo ein Defizit vorhanden ist. Übungen, die mehrere Muskelgruppen und sozusagen den ganzen Körper ansprechen, zeigen diese Bewegungskomplexität und stärken das Zusammenspiel der Muskelgruppen.

1 FLIEGER AUS DEM EINBEINSTAND

FÜR BALANCE UND KRAFT ZUGLEICH

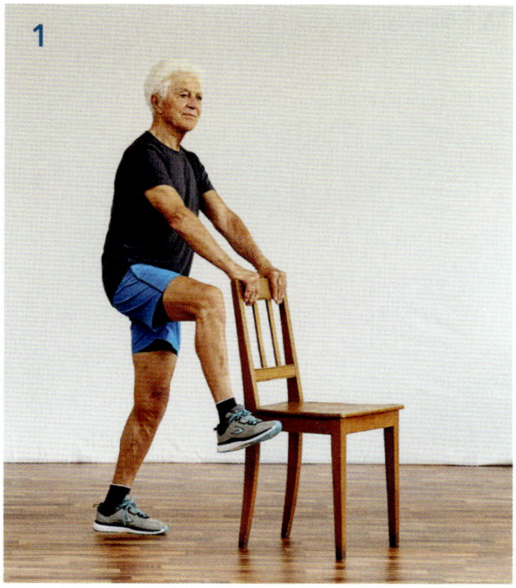

1 Stellen Sie sich aufrecht auf das linke Bein, bleiben Sie dabei im Kniegelenk leicht gebeugt. Heben Sie das rechte Bein angewinkelt bis auf Hüfthöhe an (Spielbein). Die Arme nehmen Sie stabilisierend angewinkelt an die Seite, bei Bedarf können Sie sich auch an einer Stuhllehne abstützen. Aktivieren Sie Ihre Rumpf- und Gesäßmuskulatur, die Schulterblätter ziehen Sie nach hinten-unten tief. Der Blick geht geradeaus.

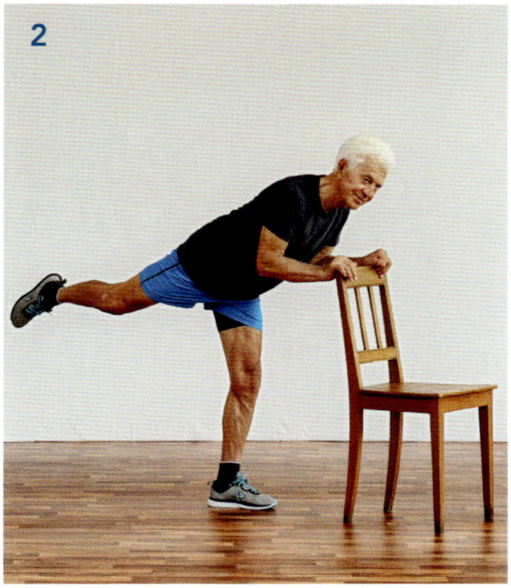

2 Schieben Sie die Ferse des Spielbeins kontrolliert nach hinten, das Bein sollte möglichst in die Waagerechte kommen. Anschließend führen Sie das Bein wieder in die Ausgangsposition. 4 bis 5 Wiederholungen pro Seite. 2 bis 3 Durchgänge pro Seite.

MITTLERES LEVEL Schieben Sie die Arme weit nach vorn und versuchen Sie, das Spielbein maximal zu strecken.

SCHWERES LEVEL In der Endposition heben und senken Sie das Spielbein für 10 Sekunden um mehrere Zentimeter.

2 LIEGESTÜTZ-VARIANTEN

FÜR GANZKÖRPERSPANNUNG UND STÜTZKRAFT

Der Liegestütz ist bekannt und beliebt, weil er eine tolle Übung ist, die äußerste Körperspannung von Kopf bis Fuß erfordert und in vielen Varianten von sehr leicht bis schwer ausgeführt werden kann. Auf diese Punkte sollte man beim Basisliegestütz achten:

- Kopf, Rücken und Gesäß bilden eine Linie, das bedeutet: Strecken Sie das Gesäß nicht nach oben und fallen Sie nicht ins Hohlkreuz. Aktivieren Sie Ihre Rumpf- und Gesäßmuskulatur und halten Sie diese Spannung die ganze Bewegungszeit über.
- Ihre Arme stehen schulterbreit zueinander, die Fingerspitzen zeigen nach vorn und die Handflächen sind flach aufgelegt.
- Da das Handgelenk um 90 Grad geknickt ist, kann es zu einer Überbelastung von Sehnen und Bändern kommen, die Schmerzen im Handgelenk verursacht. In diesem Fall benutzen Sie bitte Liegestützgriffe als Hilfsmittel.
- Die Bewegungsausführung der Arme (beugen und strecken) erfolgt fließend.

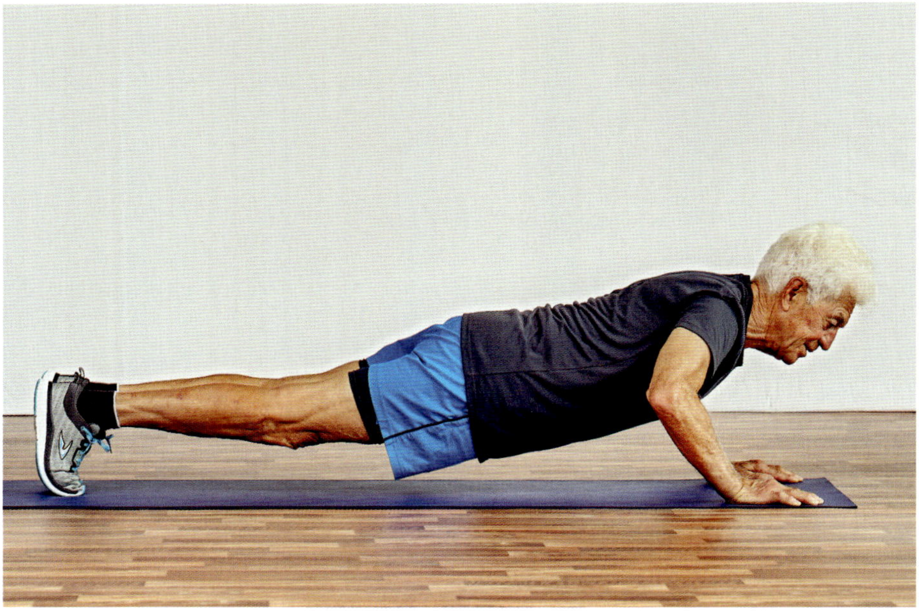

GRUNDPOSITION „LANGER LIEGESTÜTZ"

1

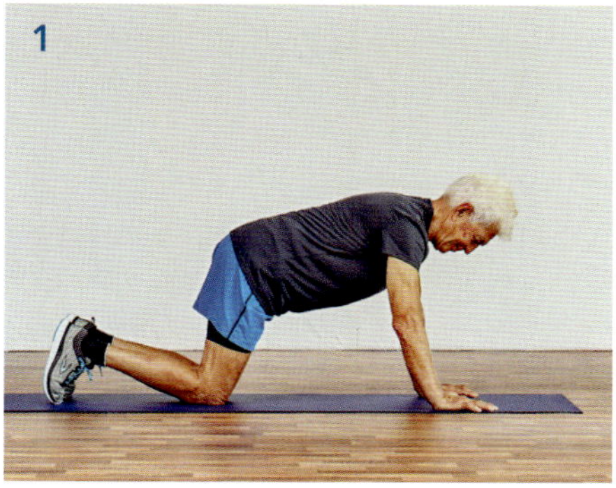

1 Gehen Sie in den Vierfüßlerstand: Die Arme sind schulterbreit und gestreckt. Die Hände befinden sich unter den Schultern, die Knie unter der Hüfte. Die Fußspitzen sind aufgestellt. Der Blick ist diagonal nach vorn auf die Fingerspitzen gerichtet. Aktivieren Sie Ihre Rumpfmuskulatur, indem Sie den Bauchnabel nach innen-oben ziehen.

2

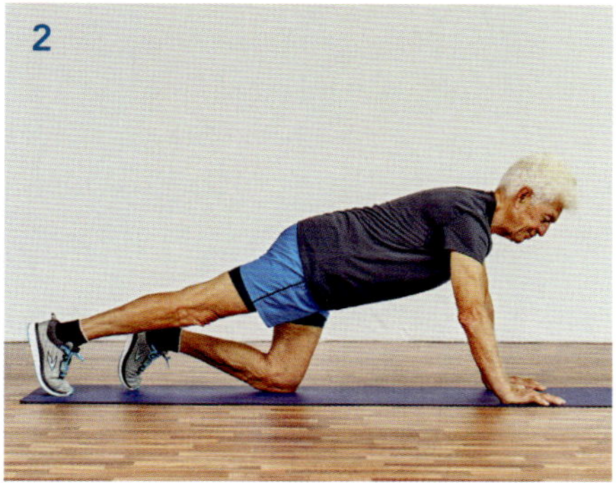

2 Stellen Sie ein Bein nach hinten auf und strecken Sie es im Kniegelenk durch.

3

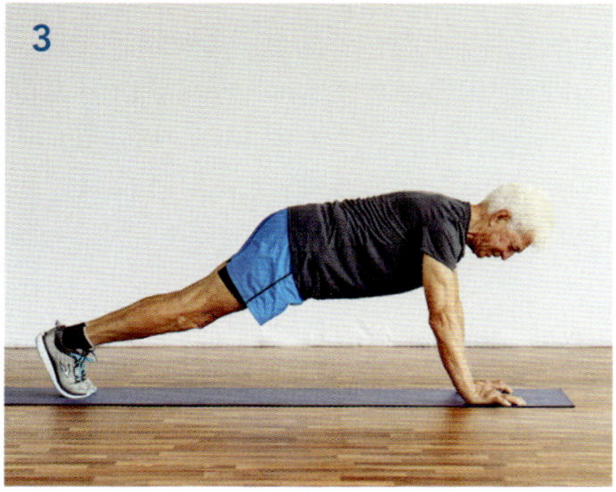

3 Stellen Sie das zweite Bein gestreckt auf und gehen in den Liegestütz. Spannen Sie zudem die Gesäßmuskulatur an. Kopf, Rücken, Gesäß und Beine bilden eine Linie.

VARIANTEN

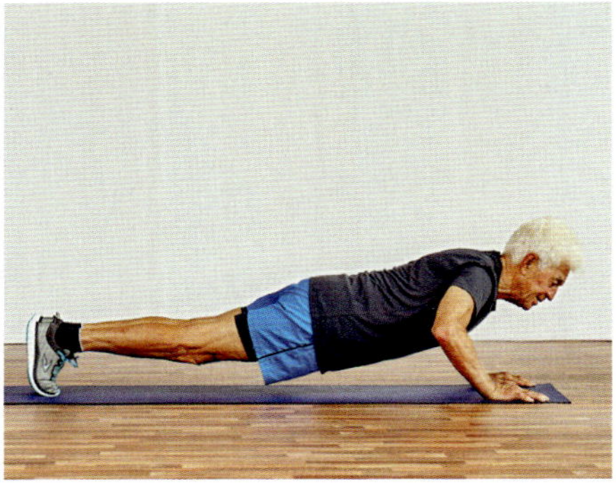

◀ **KLASSISCHER LIEGESTÜTZ** Aus der Grundposition beugen Sie langsam und kontrolliert die Arme und senken Sie den Oberkörper in Richtung Boden bis zur Endstellung. Achten Sie darauf, dass die Ellenbogen möglichst nah am Körper geführt werden und nach hinten zeigen. Dann strecken Sie die Arme, schieben den Boden von sich weg und gehen in die Grundposition zurück.

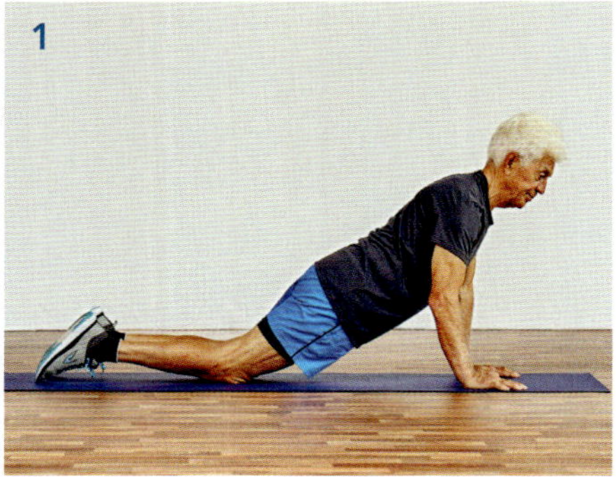

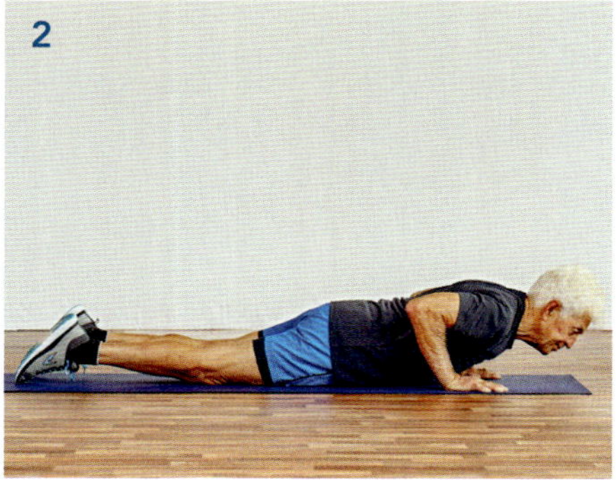

◀ **KNIE-LIEGESTÜTZ** **1** Bei dieser Variante bleiben die Knie auf dem Boden. **2** Beugen Sie die Ellenbogen und senken Sie dadurch den Oberkörper ab. Achten Sie darauf, dass die Ellenbogen möglichst nah am Körper geführt werden und nach hinten zeigen. Anschließend drücken Sie den Oberkörper kontrolliert wieder nach oben.

Wiederholungszahl: Beginnen Sie mit 5 bis 10 Wiederholungen und streben Sie 2 bis 3 Runden an. Sukzessiv können Sie die Anzahl an Wiederholungen steigern. 15-20 Wiederholungen sind schon sehr gut.

Wichtig ist, dass der gesamte Oberkörper abgesenkt und hochgedrückt wird.

Durch Vergrößerung oder Verminderung des Abstands zwischen Händen und Knien können Sie beim Knie-Liegestütz die Intensität der Übung variieren.

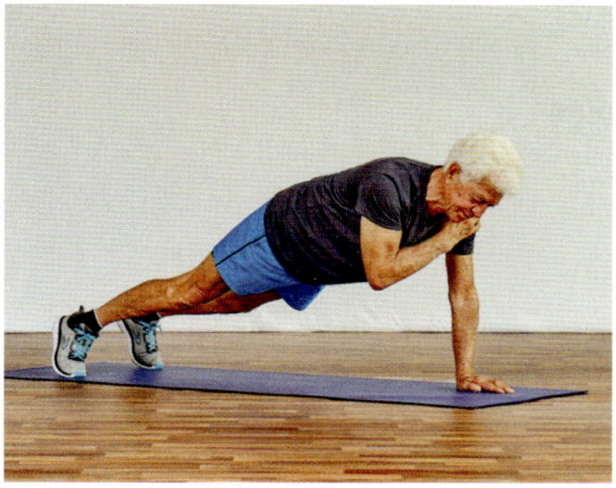

◀ SCHULTERTIPPEN Ausgangsposition ist die Grundposition „Langer Liegestütz". Berühren Sie mit der rechten Hand die linke Schulter und dann mit der linken Hand die rechte Schulter. Nach 8 bis 12 Berührungen gehen Sie zurück in die Ausgangsposition. Hände und Arme lockern, 2 bis 3 Durchgänge.

LEICHTES LEVEL Die Knie sind während der Übung auf dem Boden.

SCHWERES LEVEL Die Hände sind weiter vorn als in der Grundposition aufgestellt.

Wichtig ist, dass Sie Ihre Hüfte stabil halten und nicht nach rechts und links schwanken. Bei Bedarf können Sie ihre Füße etwas weiter auseinander positionieren. Dadurch erhalten Sie eine stabilere Ausgangslage.

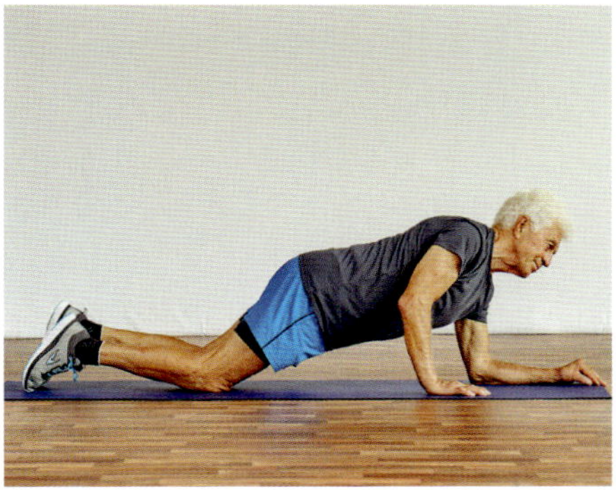

◀ STÜTZWECHSEL Ausgangsposition ist der „Knie-Liegestütz". Legen Sie den linken Unterarm auf der Matte ab, dann den rechten Unterarm (Sie sind kurzzeitig im parallelen Unterarmstütz). Stellen Sie die linke Hand auf und drücken Sie sich nach oben, stützen Sie sich dann mit der rechten Hand ab. Nun befinden Sie sich wieder im Liegestütz. Entweder wechseln Sie nach jeder Runde oder nach einer gewissen Wiederholungszahl, z. B. 5-mal rechts, 5-mal links. 2 bis 3 Durchgänge mit einer Pause von ca. 2 Minuten dazwischen.

LEICHTES LEVEL Führen Sie die Übung stehend gegen eine Wand gestützt oder an einem Tisch aus.

SCHWERES LEVEL Führen Sie die Übung in der Grundposition „Langer Liegestütz" aus.

Koordinieren Sie Hände und Ellenbogen – diese befinden sich beim Stützen stets unter Ihren Schultern. Trainieren Sie rechts und links ausgewogen. Beginnen Sie das Nach-unten-Gehen genauso häufig mit dem rechten Arm wie mit dem linken, damit jeder Arm die gleiche Belastung erhält.

3 BERGSTEIGER

FÜR EINE DYNAMISCHE GANZKÖRPERKRÄFTIGUNG

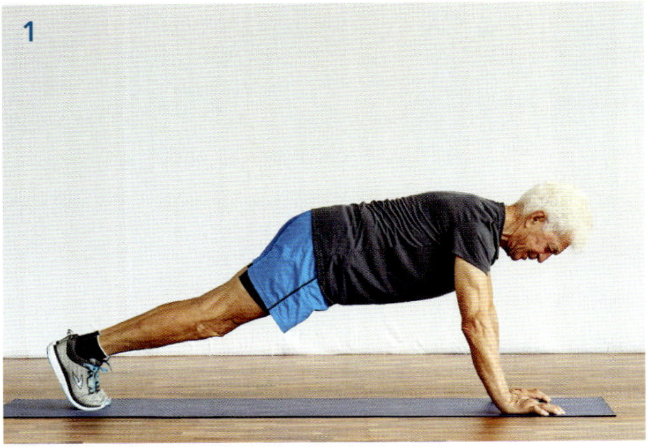

1 Gehen Sie in die Grundposition „Langer Liegestütz“ (S. 81). Ihre Füße sind hüftbreit aufgestellt. Aktivieren Sie die Rumpfmuskulatur.

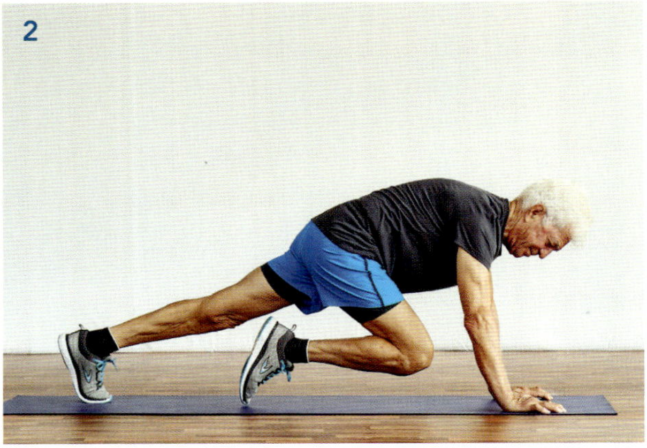

2 Beugen Sie das rechte Bein und ziehen Sie das rechte Knie unter Ihrem Körper in Richtung Brust. Strecken Sie das rechte Bein und gehen Sie in die Ausgangsposition. Nun erfolgt die Bewegung mit dem linken Bein. Jedes Bein sollten sie 10- bis 12-mal zur Brust ziehen. 2 bis 3 Durchgänge mit einer Pause von ca. 1 bis 2 Minuten dazwischen.

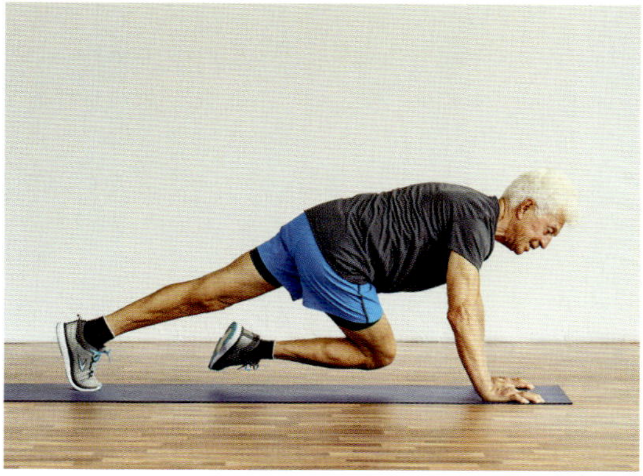

VARIANTE „DIAGONAL"
Ziehen Sie das rechte Knie zum linken Ellenbogen und umgekehrt.

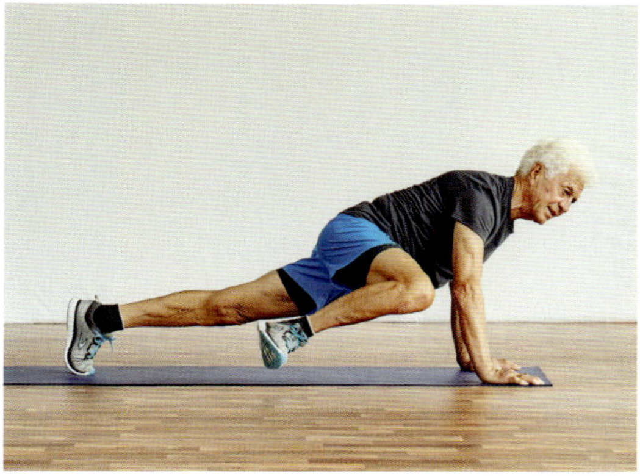

VARIANTE „AUSSEN"
Ziehen Sie das rechte Knie außen seitlich zum rechten Ellenbogen und das linke Knie zum linken Ellenbogen.

LEICHTES LEVEL Beugen Sie die Knie nur und ziehen Sie diese nicht zur Brust.

POWER-LEVEL „DYNAMISCHER BZW. GESPRUNGENER WECHSEL"
Während Sie das zuerst angezogene Bein strecken, ziehen Sie das Stützbein schon an. Dadurch entsteht ein dynamischer Wechsel der Beine, wodurch der Stützmoment beider Füße im Liegestütz nicht mehr besteht. Zudem erhält das neue Stützbein mehr Druckbelastung, weil man mit mehr Schwung in den Stützmoment hineingeht.

4 LIEGESTÜTZ-KOMBINATION MIT STUHL

FÜR EINE STABILE KÖRPERMITTE UND BESSERE STÜTZKRAFT

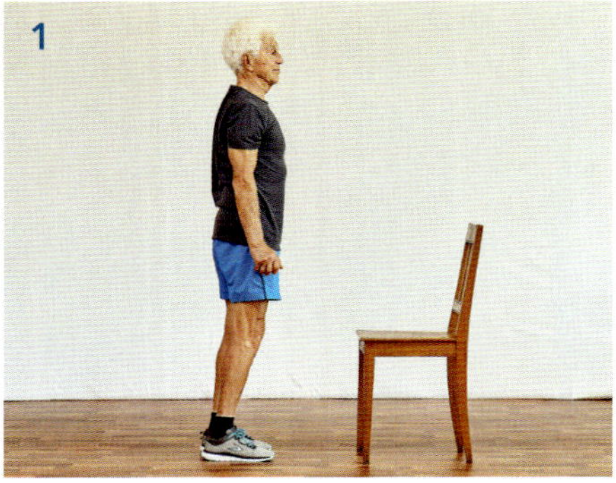

1 Stellen Sie sich in einer Entfernung von ca. 1,5 bis 2 Fußlängen aufrecht vor einen Stuhl. Die Sitzfläche zeigt zu Ihnen. Ihre Füße sind hüftbreit und parallel nach vorn ausgerichtet.

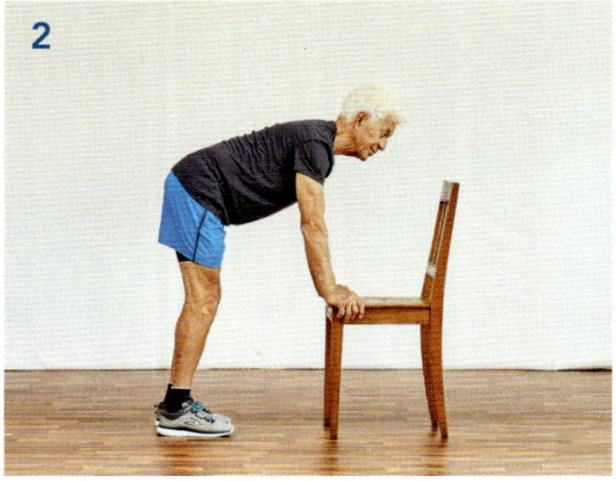

2 Beugen Sie die Knie leicht und neigen Sie Ihren Oberkörper so weit nach vorn, dass Sie sich auf der Sitzfläche des Stuhls abstützen können.

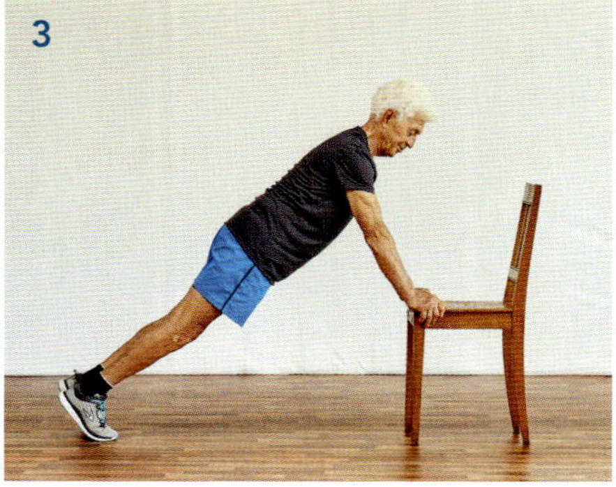

3 Stellen Sie nacheinander das rechte und das linke Bein gestreckt nach hinten, sodass Sie in eine Liegestützposition (Plank) gelangen. 10 bis 12 Wiederholung und 2 bis 3 Runden. Ziehen Sie den rechten und den linken Fuß nacheinander wieder unter sich und richten Sie sich auf, indem Sie Wirbel für Wirbel aufrollen.

MITTLERES LEVEL Ziehen Sie das Bein mit Schwung und einem kleinen Sprung nach vorn.

5 WECHSELSPRÜNGE IM STÜTZ

FÜR EINE BESSERE STÜTZKRAFT UND KOORDINATION DER BEINE

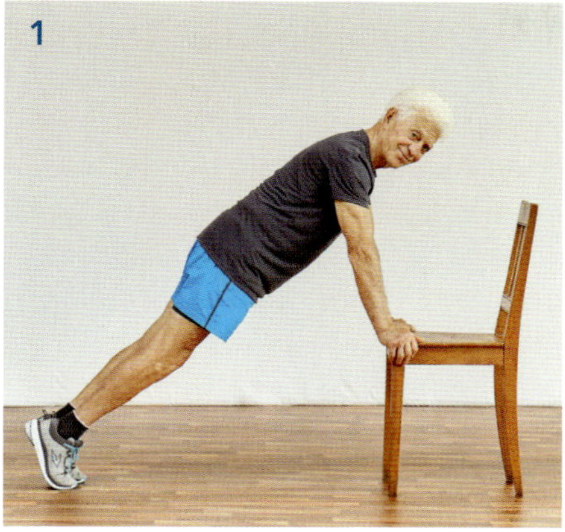

1 Gehen Sie in eine erhöhte Stützposition, indem Sie sich auf der Sitzfläche eines Stuhls abstützen.

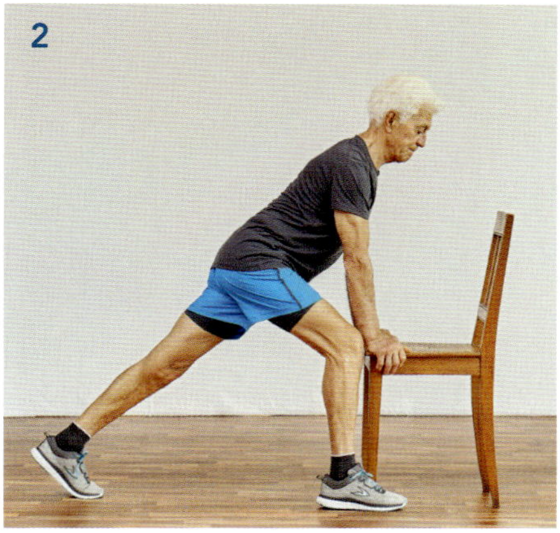

2 Stellen Sie Ihr rechtes Bein auf Höhe des vorderen Stuhlbeins ab. Ihr Fuß befindet sich unter der rechten Schulter. Drücken Sie sich mit dem hinteren Bein kräftig ab und wechseln Sie dynamisch die Beine, sodass das linke Bein vorn gebeugt und das rechte Bein gestreckt nach hinten aufgestellt wird. Der Wechsel erfolgt mit kleinen Sprüngen. Jedes Bein sollte 8- bis 10-mal vorn gewesen sein, 2 bis 3 Durchgänge.

Verteilen Sie das Gewicht gleichmäßig auf beiden Händen und halten Sie die Körperspannung beim Erreichen der Endposition. Bitte nicht ins Hohlkreuz „fallen".

SCHWERES LEVEL Gehen Sie dazu in die Grundposition „Langer Liegestütz" (S. 81). Stellen Sie den rechten Fuß rechts neben Ihrer rechten Hand auf.
Drücken Sie sich mit dem hinteren Bein kräftig ab und wechseln Sie dynamisch die Beine, sodass das linke Bein vorn gebeugt und das rechte Bein gestreckt nach hinten aufgestellt wird. Den linken Fuß stellen Sie links neben der linken Hand auf.

6 POWER-KNIEBEUGE MIT GUMMIBAND

FÜR STARKE SCHULTERN, RÜCKEN, OBERSCHENKEL UND FÜR EIN STRAMMES GESÄSS

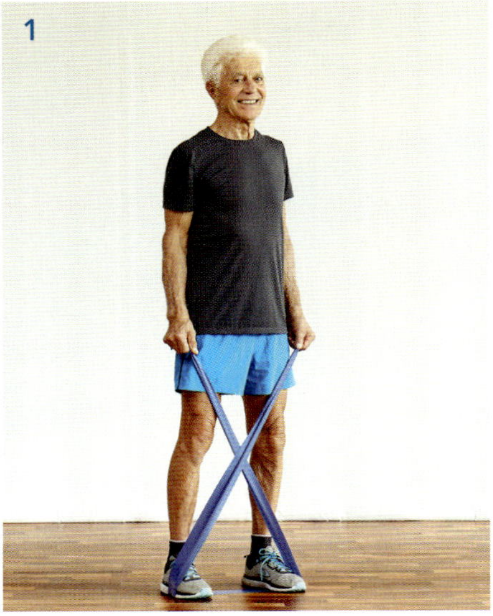

1 Stellen Sie sich aufrecht hin. Die Füße stehen schulterbreit auf der Bandmitte. Halten Sie die Bandenden (ggf. um die Hand gewickelt) vor dem Körper gekreuzt und leicht gespannt. Aktivieren Sie die Rumpfmuskulatur und ziehen Sie die Schultern tief.

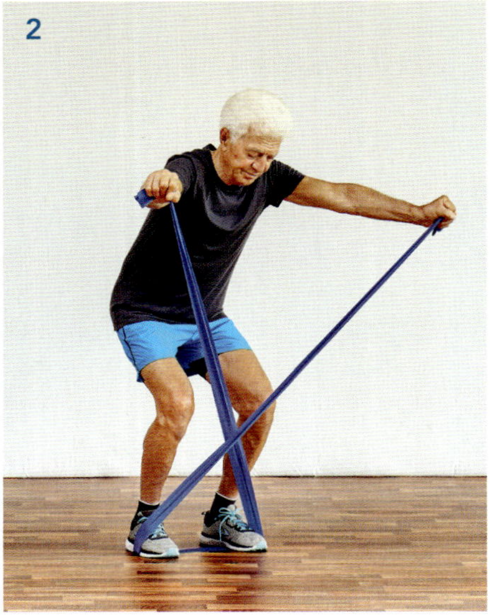

2 Beugen Sie die Beine und schieben Sie das Gesäß weit nach hinten. Der Oberkörper neigt sich zeitgleich gestreckt nach vorn. Schieben Sie die Arme gestreckt nach vorn-oben. Stellen Sie sich vor, dass Kopf und Gesäß sich weit „auseinanderziehen". Richten Sie sich auf und kommen Sie in die Ausgangsposition zurück. 8 bis 12 Wiederholungen, 2 bis 3 Durchgänge.

LEICHTES LEVEL Führen Sie die Übung ohne Gummiband durch.

SCHWERES LEVEL Machen Sie in der Endposition kleine Impulse mit den Armen nach diagonal-oben. Ca. 10 bis 15 Impulse nach oben ausführen.

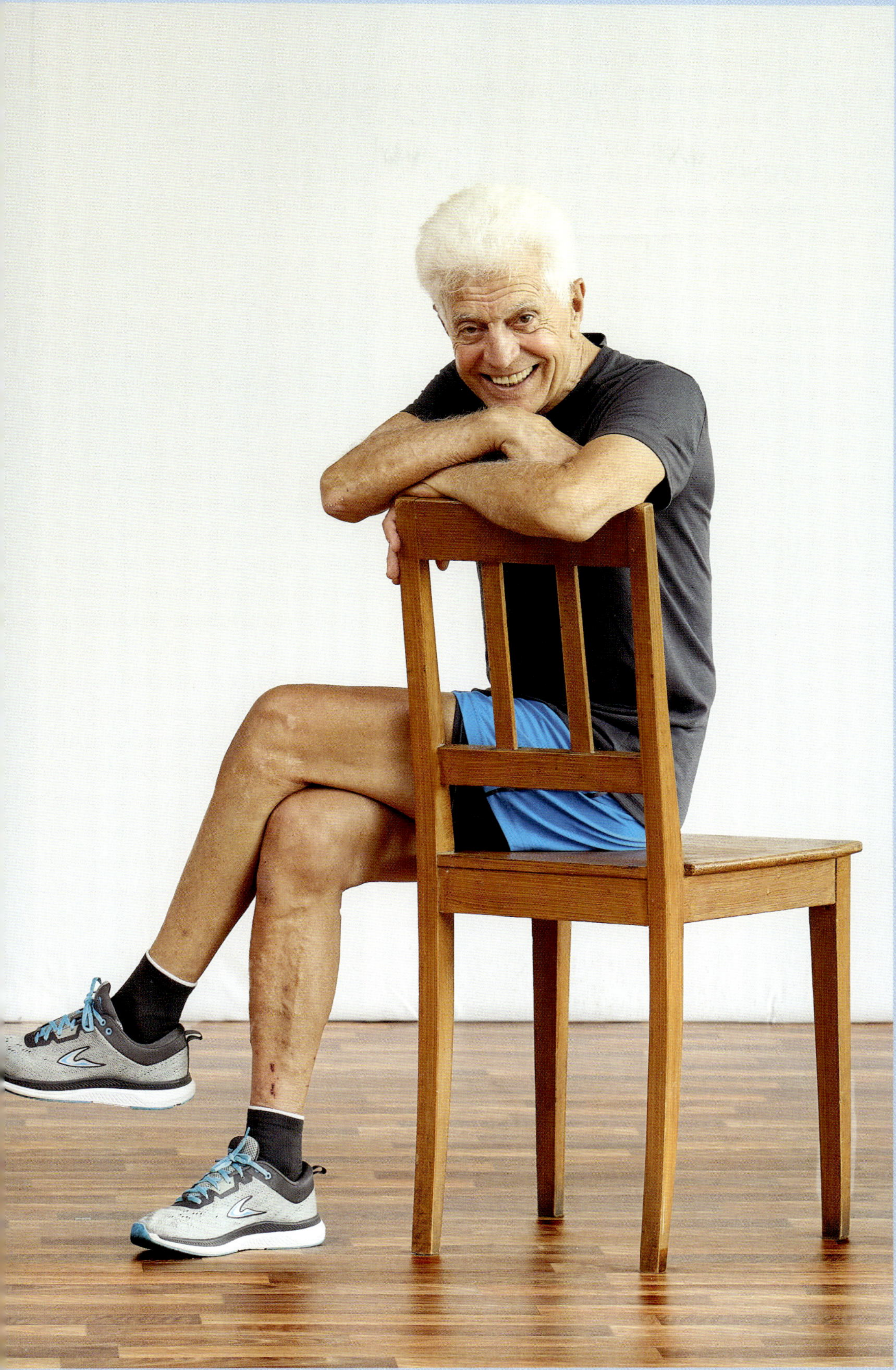

Trainingsausklang

DEHNEN FÜR EIN RUNDUM GELUNGENES TRAINING

Zu einem ausgewogenen Training gehört nicht nur die Belastung, sondern auch die Entspannung und Erholung danach. Damit Sie Ihre Muskeln optimal lockern können, finden Sie im Folgenden einige Tipps und Hinweise für die Durchführung eines Dehnprogramms.

DEHNEN BRAUCHT ZEIT

Wenn wir uns in eine Dehnposition begeben, wird der Muskel auseinandergezogen. Dieser Dehnreiz wird zunächst als „Belastung" wahrgenommen, weil der Muskel die Information erhält, dass er gegen die Spannung „anhalten und gegenspannen" muss. Erst nach einigen Sekunden in der Dehnposition registrieren die sensorischen Rezeptoren (Sinneszellen) im Muskel, dass keine Gefahr besteht und der Muskel dem Zug von außen „nachgeben" kann. Das ist der Moment, in dem man spüren kann, dass der Muskel nachgibt und weicher bzw. entspannter wird.

Möchten Sie nicht mit Zeitangaben arbeiten, weil es ggf. umständlich ist, ständig auf die Uhr zu schauen oder Sekunden zu zählen, können Sie auch einfach Ihre Atmung als Richtwert nutzen. Atmen Sie, sobald Sie die Endposition der Dehnung erreicht haben, ca. 10- bis 12-mal ruhig ein und aus.

WICHTIGE GRUNDSÄTZE

1. Langsam und vorsichtig dehnen. Nehmen Sie sich ausreichend Zeit, denn Dehnen erfordert Geduld, Ruhe, Konzentration und ein gutes Körpergefühl.
2. Geben Sie dem Muskel Zeit, sich dem Dehnreiz anzupassen, indem Sie andehnen, entspannen, nachdehnen.
3. Immer ruhig weiteratmen und beim Empfinden des Dehnreizes nicht die Luft anhalten.
4. Nur ein entspannter Muskel kann gut gedehnt werden.
5. Dehnen darf nicht schmerzen – Verletzungen bitte ausheilen lassen.
6. Es ist sinnvoll, mit einer reduzierten Anzahl von Übungen pro Training zu dehnen. Setzen Sie Übungsschwerpunkte und führen Sie die ausgewählten Übungen ohne Hektik aus.

REIHENFOLGE VON DEHNÜBUNGEN

Für ein umfängliches Dehnprogramm ist es sinnvoll, eine Reihenfolge von Übungen festzulegen. Dabei bieten sich zwei Möglichkeiten an:

1. Von unten nach oben: Die Übungen werden so ausgewählt, dass Sie mit den Füßen und Beinen beginnen und über die Körpermitte zu Armen, Schultern und Nacken gelangen, z.B.

- Zehendrücker gegen die Wand (Beine/Wade)
- Tiefer Ausfallschritt (Beine/Hüftbeuger)
- Katze – Kuh (Rücken)
- Tiefe Kobra (Bauch)
- Seitbeuge im Stand (Flanke)
- Bizeps (Arme)
- Nadelöhr (Schultergürtel)

2. Positionsabhängig: Um einen ständigen Wechsel der Positionen zu vermeiden (z. B. liegen, stehen, liegen), bietet es sich an, die Körperstellung bei der Reihenfolge der Dehnübungen zu beachten. Beispielreihenfolge:

- Rückenlage: Offenes Buch
- Rückenlage: Knie zur Brust
- Bauchlage: Oberschenkelvorderseite im Liegen
- Vierfüßlerstand: Katze – Kuh
- Ausfallschritt: Tiefer Ausfallschritt
- Stand: Dreieck
- Stand: Bizeps & Trizeps

Übungen zum Dehnen

Nacken, Arme, Brust, Schultern und oberer Rücken

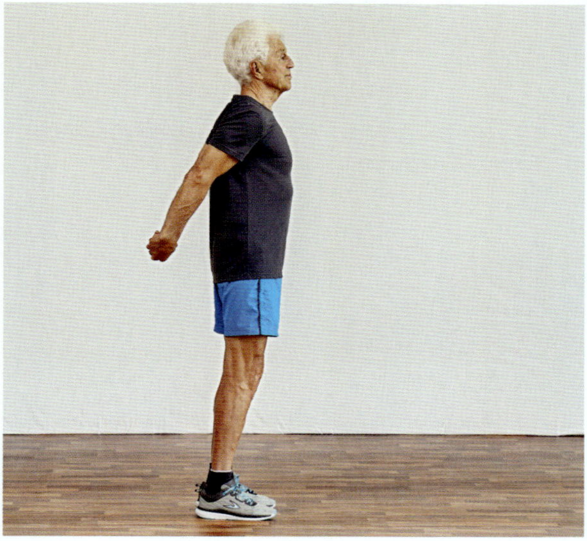

Der Schulterblick beim Abbiegen, der Griff in einen oberen Regalbereich im Supermarkt oder das Überstreifen eines Pullovers – die Beweglichkeit in Nacken, Armen, Schultern und im oberen Rücken ist wichtig. Einige Alltagsbewegungen erfordern eine Grundbeweglichkeit. Ist diese nicht mehr vorhanden, fallen uns einige Bewegungsausführungen schwer oder sind nicht mehr machbar. Mit einem regelmäßigen Beweglichkeitstraining kann dem entgegengewirkt werden.

1 NACKENDEHNUNG IM SITZEN/STAND

FÜR EINE LANGE SEITLICHE HALSLINIE

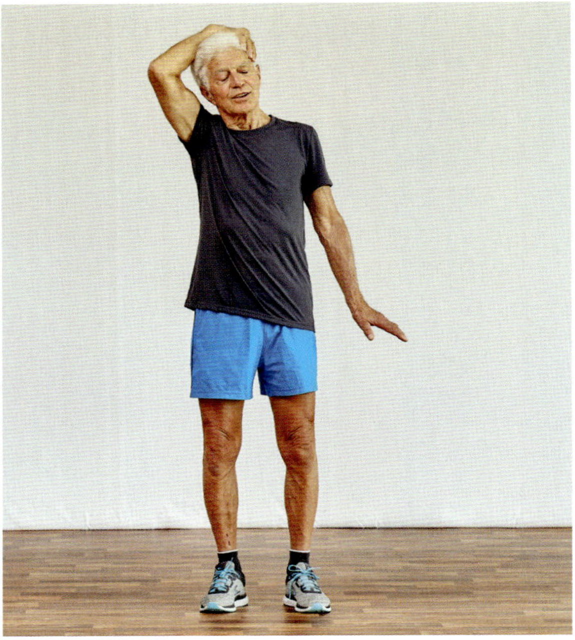

Stellen oder setzen Sie sich bequem, aber aufrecht hin. Die Schultern sind locker, entspannt und fallen tief.
Senken Sie das rechte Ohr zur rechten Schulter. Heben Sie den rechten Arm und legen Sie die rechte Handfläche auf die linke Seite Ihres Kopfes. Bauen Sie langsam etwas mehr Zug auf, indem Sie mit der rechten Hand den Kopf sanft weiter nach rechts ziehen und den linken Handballen diagonal nach unten Richtung Boden schieben.
Halten Sie die Dehnung 10 bis 15 Sekunden und wechseln Sie dann die Seite.

Für mehr Intensität können Sie die Fingerspitzen etwas nach oben ziehen.

2 BRUST- UND SCHULTERDEHNUNG IM STAND

FÜR EINE WEITE BRUSTMUSKULATUR UND TOLLE AUFRICHTUNG

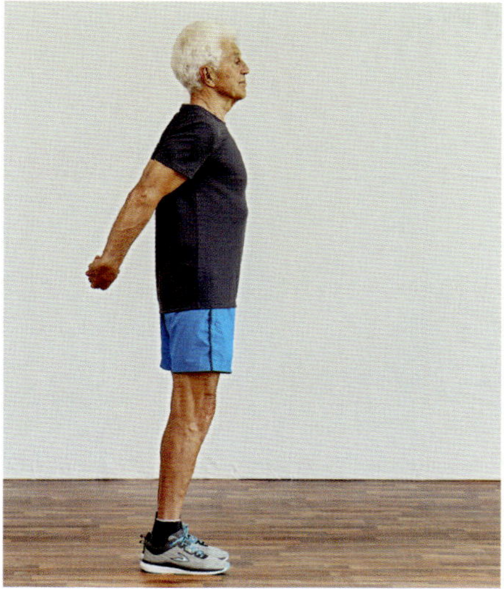

Stellen Sie sich stabil und aufrecht hin. Verschränken Sie die Hände hinter dem Rücken.
Strecken Sie nun das Brustbein/die Brust heraus und ziehen Sie zeitgleich die Schulterblätter zusammen. Heben Sie die Hände so weit an, dass Sie im Brustbereich und in den vorderen Schultern eine Dehnung spüren.
Halten Sie diese Position 20 Sekunden und machen Sie bei Bedarf 2 bis 3 Runden.

Ihr Oberkörper bleibt aufrecht, lehnen Sie sich nicht nach vorn.

3 SCHIEFE EBENE IM KNIEN

FÜR DIE ÖFFNUNG DES BRUST- UND ARMRUMPFWINKELS

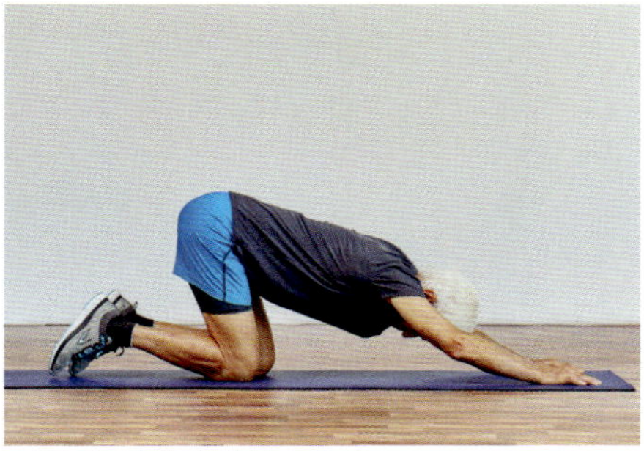

Gehen Sie zunächst in den Vierfüßlerstand. Ihre Knie befinden unterhalb der Hüfte.
Gehen Sie mit Ihren Händen so weit nach vorn, dass sich Kopf und Brust dem Boden nähern. Lassen Sie in der Endposition das Brustbein in Richtung Boden sinken und machen Sie den Achselbereich weit.
Halten Sie die Position 20 bis 30 Sekunden. Durch Einziehen des Bauchs und Zurücksetzen der Hände kommen Sie wieder in die Ausgangsposition.

4 ARMSTRECKEN IM LIEGEN

FÜR BRUST UND OBEREN RÜCKEN

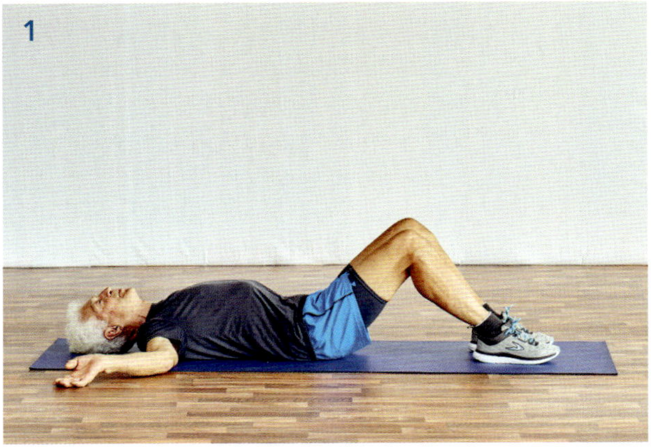

1 Legen Sie sich entspannt auf den Rücken. Ihre Arme legen Sie angewinkelt neben sich auf dem Boden ab, sodass die Handinnenflächen zur Decke zeigen. Die Hände sollten sich auf Augenhöhe befinden. Sie können bei Bedarf die Füße aufstellen, um im Lendenwirbelbereich mehr Stabilität zu erhalten.

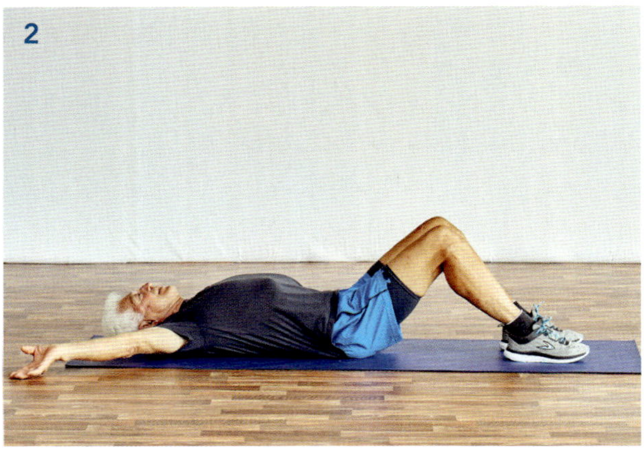

2 Schieben Sie beide Hände langsam über den Kopf. Achten Sie darauf, dass Ihre gesamte Armrückseite stets Kontakt zum Boden hat. Halten Sie in der Bewegung inne, sobald Sie merken, dass entweder Ihr Lendenwirbelbereich anfängt, sich vom Boden zu lösen, oder der Kontakt zwischen Armrückseite und Boden verloren geht. Sie sollten ein angenehmes Ziehen in der Brustmuskulatur in Richtung Achseln spüren. Halten Sie diese Position 20 bis 30 Sekunden und machen Sie 2 bis 3 Wiederholungen.

5 BÄRENUMARMUNG

ZUR DEHNUNG DER SCHULTERBLATTMUSKULATUR

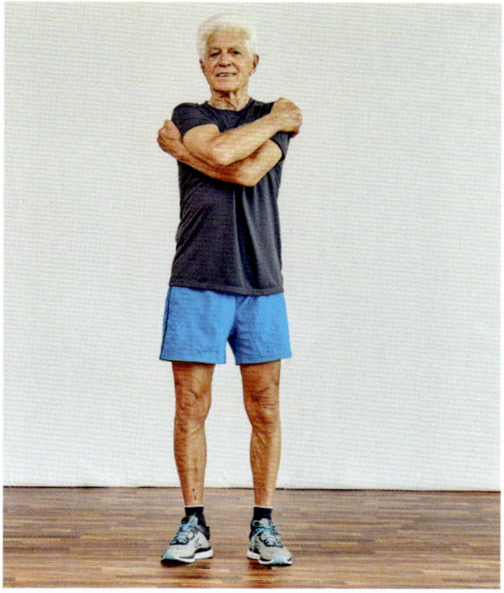

Stellen Sie sich aufrecht und bequem hin. Legen Sie die Arme um Ihre Schultern, als ob Sie sich selbst umarmen würden.
Drücken Sie gegen die Schulterblätter und heben Sie die Ellenbogen so weit wie möglich, am besten auf Schulterhöhe an. Ziehen Sie die Schultern nach vorn und auseinander.
Halten Sie die Position für 20 bis 30 Sekunden.

6 DEHNUNG BIZEPS

ZUM ÖFFNEN DER BRUSTMUSKULATUR

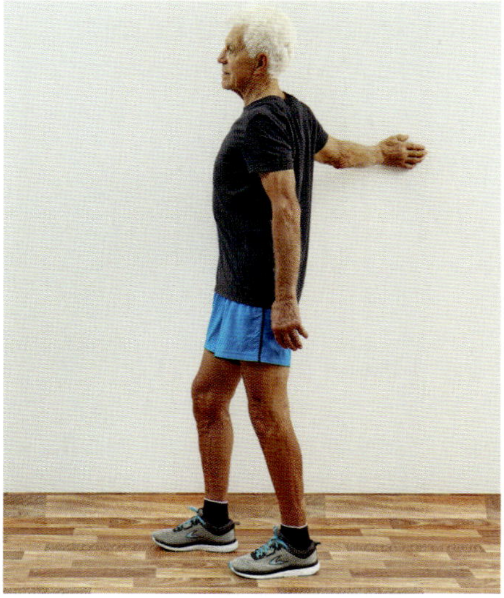

Stellen Sie sich hüft- oder schulterbreit neben einen Türrahmen oder eine Wand und positionieren Sie eine Hand auf Schulterhöhe an dem Türrahmen/der Wand. Achten Sie auf einen 90-Grad-Winkel zwischen Oberarm und Rumpf, der Arm sollte gestreckt sein.
Drehen Sie sich langsam um ca. 90 Grad von dem ausgestreckten Arm weg und bauen Sie dadurch einen Zug in der Oberarmvorderseite/Bizeps auf.
Halten Sie diese Position 20 bis 30 Sekunden und wechseln Sie dann die Seite bzw. den Arm.

7 DEHNUNG TRIZEPS

FÜR EINE GESCHMEIDIGE OBERARMRÜCKSEITE UND EINEN OFFENEN ARM-RUMPF-WINKEL

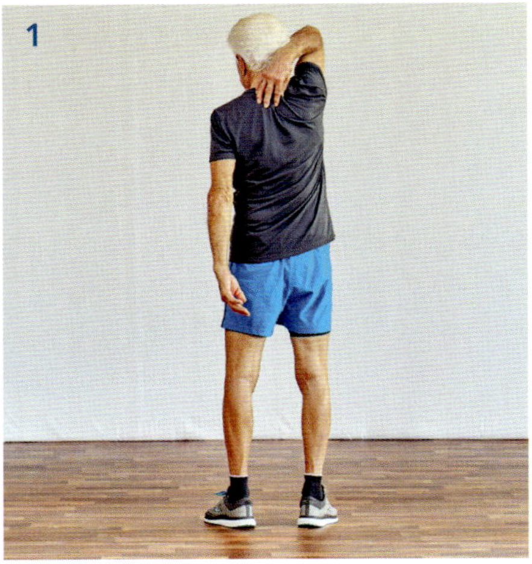

1 Stellen Sie sich stabil hin, ihre Füße stehen hüftbreit auseinander. Beugen Sie Ihren rechten Arm, führen Sie diesen nach oben, sodass der Ellenbogen zur Decke zeigt, und positionieren Sie Ihre rechte Hand an der rechten Schulter oder im Nackenbereich (als wollten Sie den Kragen eines Pullovers greifen).

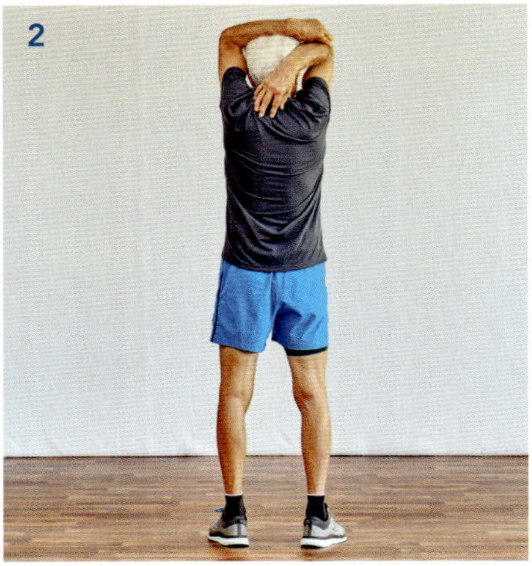

2 Umgreifen Sie dann mit der linken Hand Ihren rechten Ellenbogen und drücken Sie ihn etwas weiter nach unten. Halten Sie die Endposition 20 bis 30 Sekunden. Ziehen Sie Ihren Ellenbogen stets weiter nach unten, um die Dehnung etwas zu verstärken. Dann erfolgt der Seitenwechsel.

VARIANTE „HANDTUCH" Falls Sie mit der linken Hand nicht so gut an den rechten Ellenbogen herankommen, können Sie auch ein Handtuch benutzen. Halten Sie dafür mit der rechten Hand das Handtuch fest und „legen" Sie sich dieses über die rechte Schulter, der rechte Ellenbogen zeigt dabei nach oben. Das lange Ende des Handtuchs hängt nun mittig Ihren Rücken herunter. Umgreifen Sie mit der linken Hand das untere Ende des Handtuchs und strecken Sie den linken Arm etwas in Richtung Boden. Dadurch bringen Sie Zug auf den rechten Trizeps.

8 NADELÖHR

FÜR EINEN LANGEN RÜCKEN

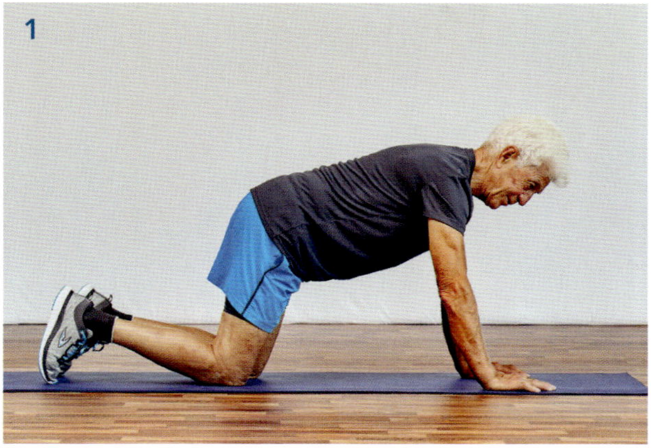

1 Gehen Sie in einen stabilen Vierfüßlerstand, positionieren Sie Ihre Hände ca. 20 cm vor den Schultern.

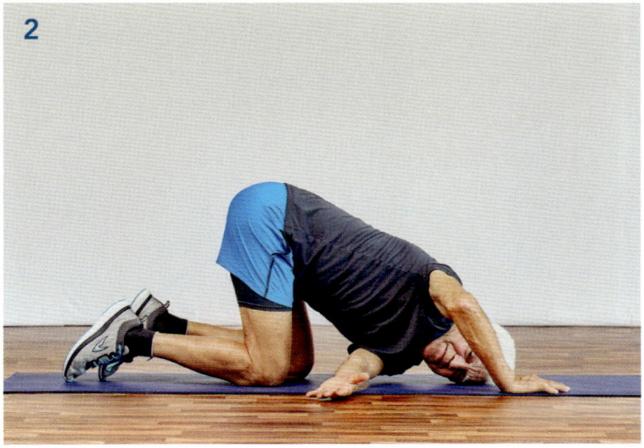

2 Legen Sie Ihren linken Handrücken auf den Boden und schieben Sie den linken Arm hinter dem rechten Arm und über diesen hinaus zur rechten Seite. Versuchen Sie, Ihren linken Arm vollständig (Unterarm- und Oberarmaußenseite inkl. Schulter) auf dem Boden abzulegen. Ihr Blick folgt der linken Hand. Sie können auch den Kopf entspannt ablegen. Halten Sie diese Position 20 bis 30 Sekunden. Wechseln Sie dann über die Ausgangsposition die Seite.

Sie können die Intensität der Dehnung variieren, indem Sie Ihren Stützarm weiter von sich wegschieben.

9 FINGERFÄCHER

FÜR DIE DEHNUNG DER UNTERARMMUSKULATUR UND FÜR EINEN WEITEN HANDTELLER

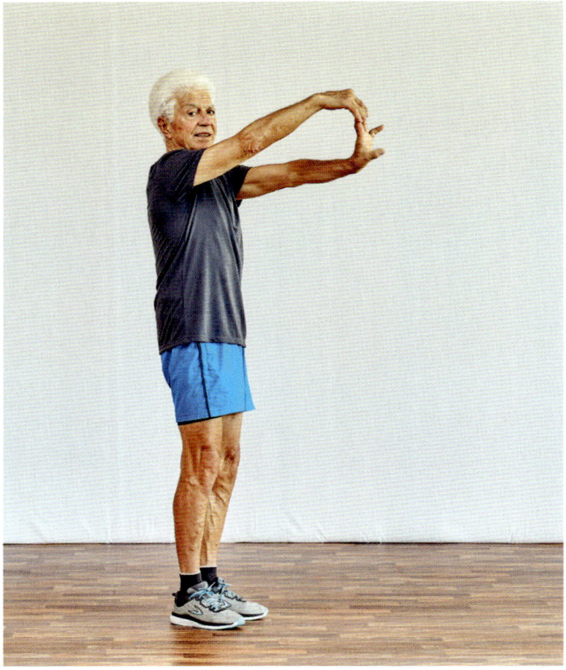

Stellen Sie sich schulterbreit und aufrecht hin. Strecken Sie Ihren linken Arm nach vorn aus, sodass der Handteller nach unten zeigt. Klappen Sie Ihr linkes Handgelenk nach oben und spreizen Sie Ihre Finger wie einen Fächer. Ziehen Sie mit der rechten Hand die Finger der linken Hand langsam zu sich. Damit überstrecken Sie ihr linkes Handgelenk und dehnen die Muskulatur des Unterarms und öffnen den Handteller.
Schütteln Sie nach ca. 20 Sekunden die Hände aus. Bei Bedarf wiederholen Sie die Übung.

Achten Sie darauf, dass die Finger der zu dehnenden Hand weit geöffnet bleiben.

Rücken, Rumpf und Bauch

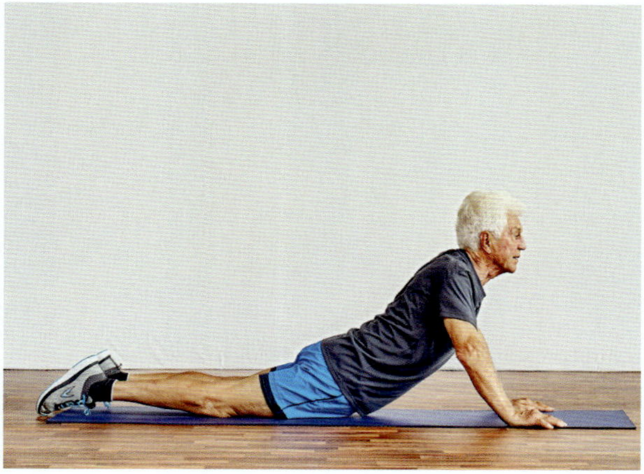

Eine gut gedehnte Rumpfmuskulatur erleichtert uns eine aufrechte Körperhaltung und unterstützt sogar die Atmung. Leider machen wir uns im Alltag häufig klein – der runde Rücken beim vielen Sitzen oder das „Rumlümmeln" auf der Couch. Das darf auch mal sein. Nur müssen wir uns bewusst werden, dass wir durch ein Aufdehnen der Rumpfmuskulatur diesen Fehlhaltungen entgegenwirken können.

1 BAUCHNABELSCHUB

FÜR LANGE LEISTEN UND DIE GERADE BAUCHMUSKULATUR

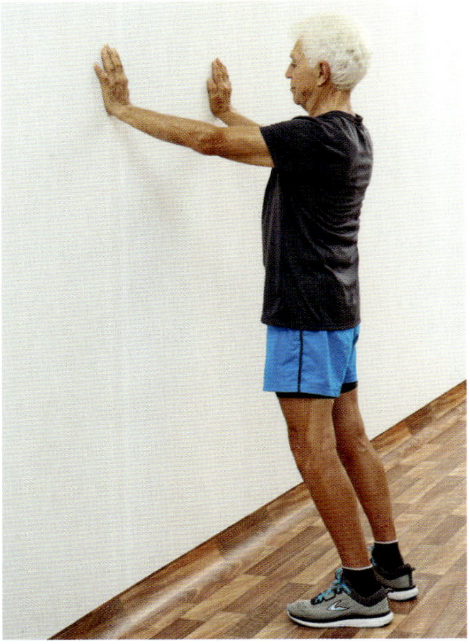

Legen Sie im Stand beide Hände auf Schulterhöhe an eine Wand. Die Arme sollten dabei leicht gebeugt sein.
Nun ziehen Sie Ihren Bauchnabel ein und schieben das Becken in Richtung Wand. Stellen Sie sich vor, dass Sie Ihre Leisten zur Wand schieben und diese immer länger werden lassen.
Halten Sie die Endposition 20 bis 30 Sekunden. Bei Bedarf wiederholen Sie die Übung 1- bis 2-mal.

2 SEITBEUGE IM STAND

FÜR LANGE FLANKEN

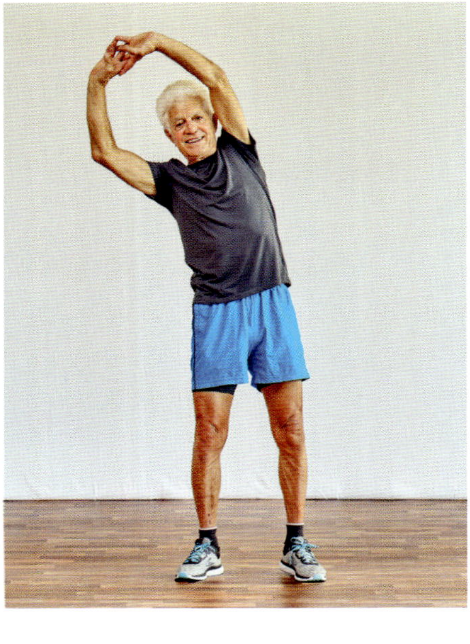

Stellen Sie sich hüftbreit hin, strecken Sie beide Arme über den Kopf, verschränken Sie Ihre Finger und drehen Sie die Handflächen zur Decke.
Lehnen Sie sich mit dem Oberkörper zur Seite. Halten Sie Ihre Hüfte möglichst stabil und weichen Sie nicht nach hinten, vorn oder zur gegenüberliegenden Seite aus.
Halten Sie die Endposition ca. 20 bis 30 Sekunden. Wechseln Sie dann die Seite.

Bei Bedarf bzw. für mehr Stabilität im Stand können Sie Ihre Füße auch eher schulterbreit voneinander entfernt positionieren.

3 DREIECK-DEHNUNG

FÜR EINE LANGE FLANKE

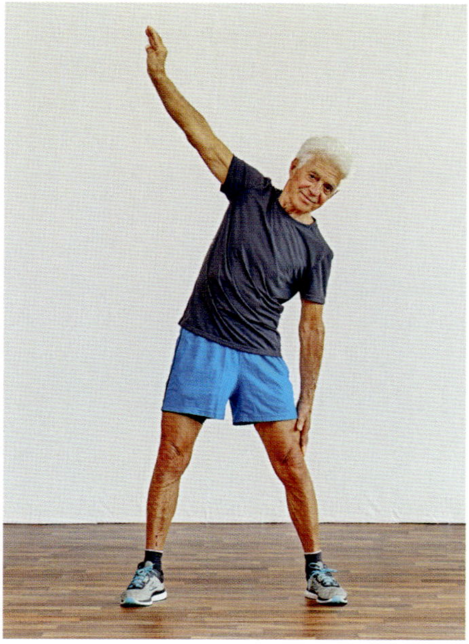

Stellen Sie sich deutlich über schulterbreit in eine weite Grätschposition, die Zehnspitzen zeigen parallel nach vorn.
Heben Sie nun den rechten Arm auf Schulterhöhe und neigen Sie den Oberkörper nach links. Stützen Sie sich auf dem linken Oberschenkel ab. Ziehen Sie den rechten Arm immer weiter in Richtung Decke nach oben, um die Intensität zu verstärken.

4 KOBRA

FÜR DIE GERADE BAUCHMUSKULATUR

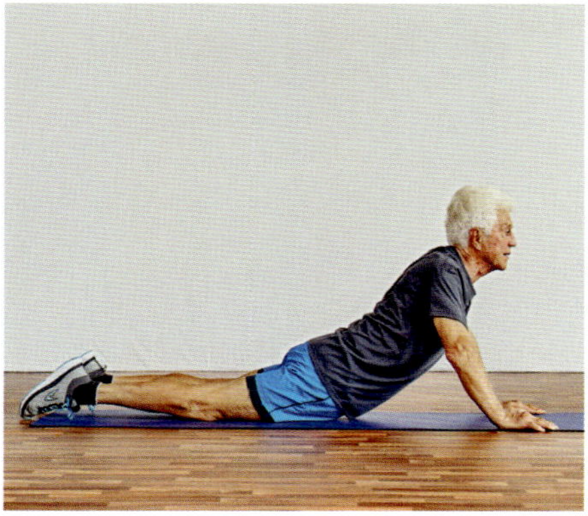

Legen Sie sich auf den Bauch und stellen Sie die Hände seitlich auf Höhe der Schultern auf. Spannen Sie die Gesäßmuskulatur an (das schützt den unteren Rücken). Stemmen Sie sich mit den Händen vom Boden ab und heben Sie dadurch den Oberkörper bzw. die obere Brust leicht an. Achten Sie auf einen langen Nacken und viel Platz zwischen Ohrläppchen und Schultern.
Halten Sie diese Position 20 bis 30 Sekunden. Senken Sie den Oberkörper wieder. Machen Sie 2 bis 3 Wiederholungen.

5 KINDPOSITION

FÜR EINEN LANGEN UND ENTSPANNTEN RÜCKEN

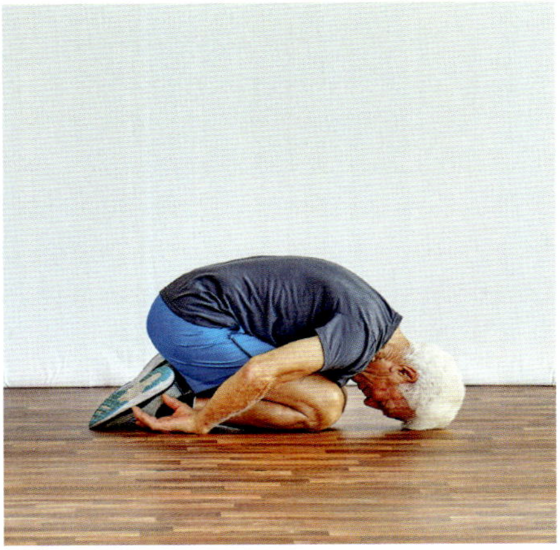

Gehen Sie in den Vierfüßlerstand und senken Sie daraus Ihren Körper langsam ab, bis Sie auf den Fersen sitzen. Legen Sie Ihre Stirn sanft auf dem Boden ab, die Arme ruhen seitlich neben dem Körper.
Halten Sie die Position ca. 20 bis 30 Sekunden. Gerne auch etwas länger, wenn es Ihnen guttut.

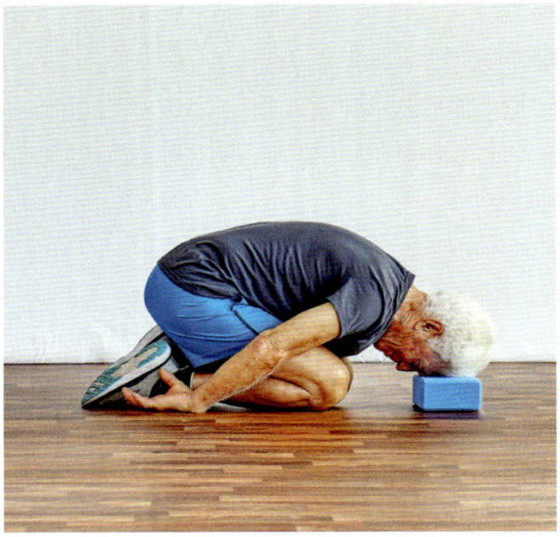

Falls der Kopf den Boden nicht berührt, können Sie die Stirn auf einem Kissen oder einem Yogablock ablegen.

Die Übungen „Kobra" (S. 103) und „Kindposition" lassen sich sehr schön miteinander kombinieren.

6 KATZE – KUH

FÜR DIE GERADE BAUCH- UND RÜCKENMUSKULATUR IM WECHSEL

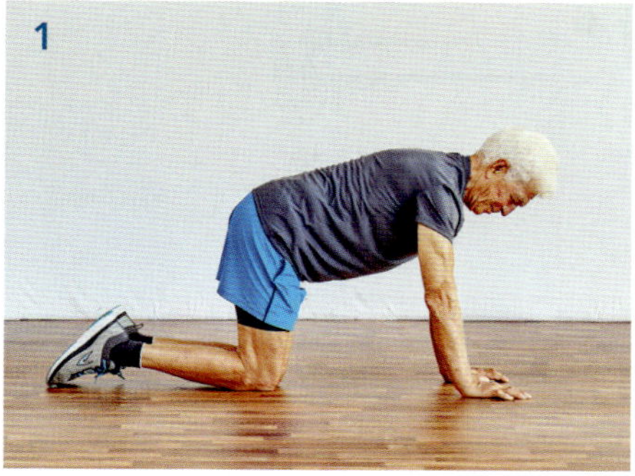

1 Gehen Sie in den Vierfüßlerstand: Ihre Hände befinden sich unter den Schultern, die Ellenbogen zeigen in Richtung Oberschenkel und der Kopf bildet die Verlängerung der Wirbelsäule. Die Rumpfmuskulatur ist aktiviert und Ihr Rücken in einer neutralen Position. Das Gewicht ist gleichmäßig auf Händen und Knien verteilt. Atmen Sie tief ein.

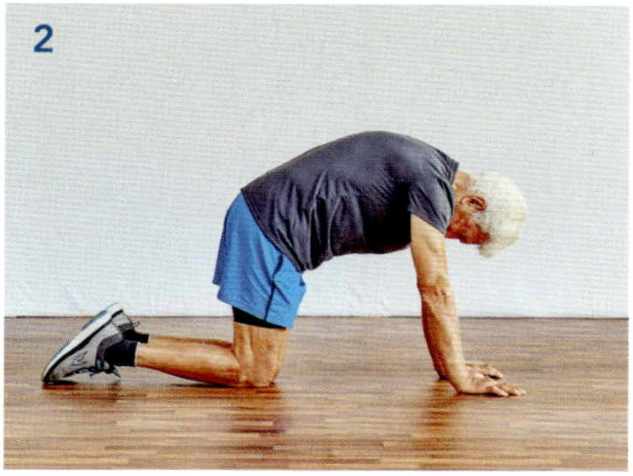

2 Mit dem nächsten Ausatmen runden Sie Ihren Rücken. Strecken Sie ihn so weit wie möglich in Richtung Decke. Ziehen Sie dabei den Kopf in Richtung Brust, kippen Sie Ihr Becken und ziehen Sie Ihre Schulterblätter weit auseinander (Katze).

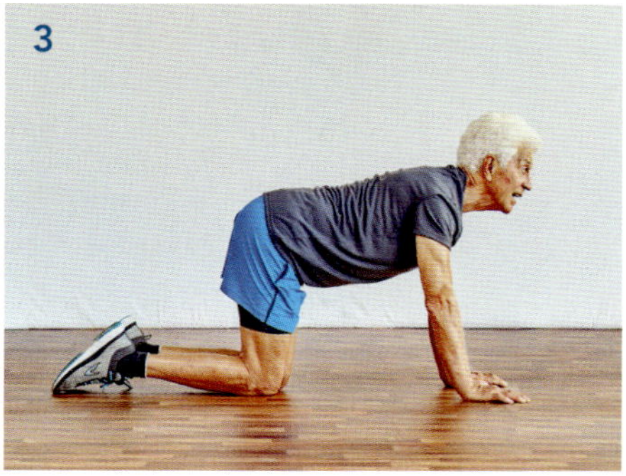

3 Während Sie einatmen, begeben Sie sich in die entgegengesetzte Position, indem Sie Ihren Rücken nach unten beugen, dabei die Schultern nach hinten ziehen und den Kopf leicht in den Nacken nehmen (Kuh). Der Blick ist diagonal nach oben gerichtet.
Atmen Sie bewusst ein und aus und wechseln Sie die Positionen Katze und Kuh in gleichmäßigen zeitlichen Abständen. 5 bis 10 Zyklen sollen ausreichen.

7 OFFENES BUCH

FÜR EINE LANGE DIAGONALE BAUCH- UND BRUSTMUSKULATUR

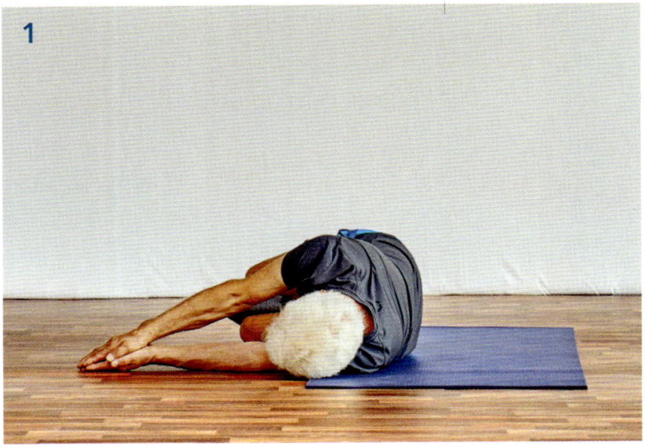

1 Legen Sie sich zunächst mit leicht angewinkelten Beinen auf die linke Seite. Ihren linken Arm legen Sie flach und gestreckt auf den Boden, dies ist der „fixierte" Arm. Den rechten Arm legen Sie auf den linken, sodass sich die Handflächen berühren.

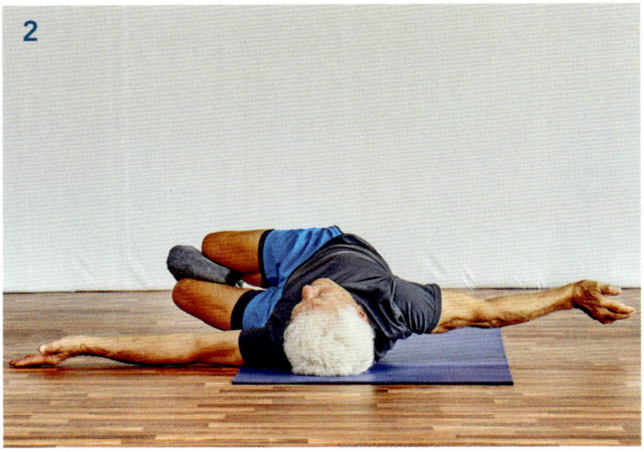

Den Kopf können Sie entweder auf der linken Seite liegen lassen oder mit dem rechten Arm so weit mitdrehen, wie es für Sie angenehm ist.

2 Führen Sie nun den rechten, oberen Arm in einem großen Halbkreis über die Decke zur rechten Seite. Rotieren Sie mit dem Brustbereich mit. Das Ziel ist es, dass Sie den rechten Arm möglichst komplett und gestreckt sowie die rechte Schulter auf der rechten Seite ablegen können. Die Handfläche zeigt nach oben. Ihre Knie ziehen zeitgleich auf der linken Seite tief in den Boden hinein.
Halten Sie diese Position ca. 20 bis 30 Sekunden. Wiederholen Sie die Übung auf der anderen Seite.

Hüfte, Gesäß und Beine

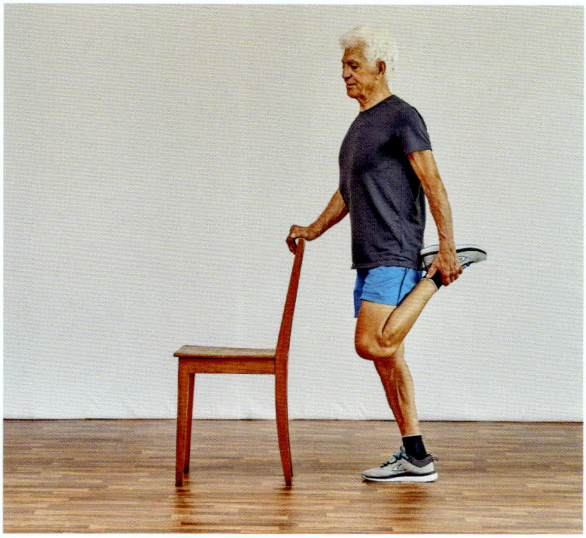

Wie schön ist es, wenn der Schuhlöffel im Regal liegen bleiben kann oder man nicht den Fuß auf eine kleine Erhöhung stellen muss, um sich die Schuhe zu binden. Denn man ist noch ganz geschmeidig und kann den Oberkörper gut nach vorn beugen. Die Beweglichkeit in den unteren Extremitäten ist enorm wichtig und sollte durch regelmäßiges Dehnen aufrechterhalten werden.

1 ZEHENDRÜCKER GEGEN DIE WAND

FÜR LANGE WADEN

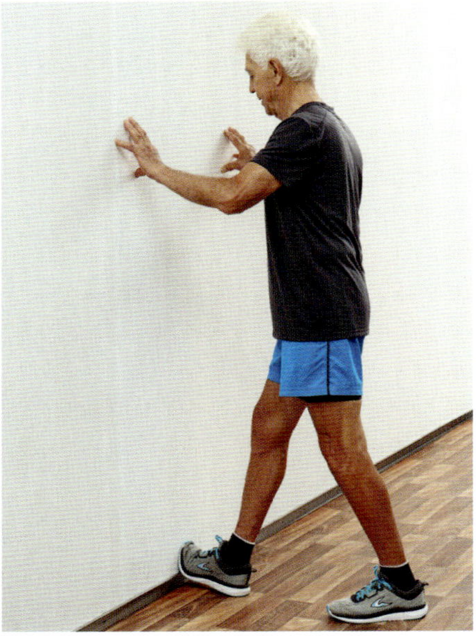

Stellen Sie sich ca. 1 bis 2 Fußlängen von einer Wand entfernt hin. Bei Bedarf stützen Sie sich an der Wand ab. Stellen Sie den rechten Fuß so an die Wand, dass die Ferse den Boden berührt und der Ballen an der Wand angelehnt wird. Durch leichtes Vorlehnen des Oberkörpers mit Gewichtsverlagerung in Richtung Wand wird mehr und mehr Dehnung in der Wade aufgebaut.

Halten Sie die Position 20 bis 30 Sekunden und wechseln Sie dann die Seite. Bei Bedarf wiederholen Sie die Übung.

2 AUSFALLSCHRITT SEITLICH

FÜR EINE DEHNUNG DER OBERSCHENKELINNENSEITE

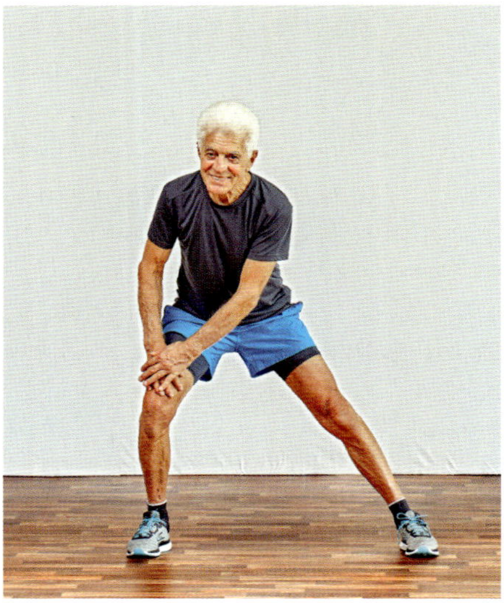

Stellen Sie sich deutlich über schulterbreit in eine weite Grätschposition, die Zehenspitzen drehen Sie leicht nach außen.

Beugen Sie das rechte Bein, verlagern Sie das Gewicht darauf und schieben Sie zusätzlich das Gesäß etwas nach hinten über die Ferse des gebeugten Beins. Sie sollten nun an der linken Oberschenkelinnenseite einen leichten Zug spüren. Falls der Zug zu gering ist, können Sie zu Beginn die Füße weiter auseinander stellen.

Halten Sie die Endposition 20 bis 30 Sekunden. Wechseln Sie dann die Seite.

3 TIEFER AUSFALLSCHRITT

FÜR LANGE LEISTEN

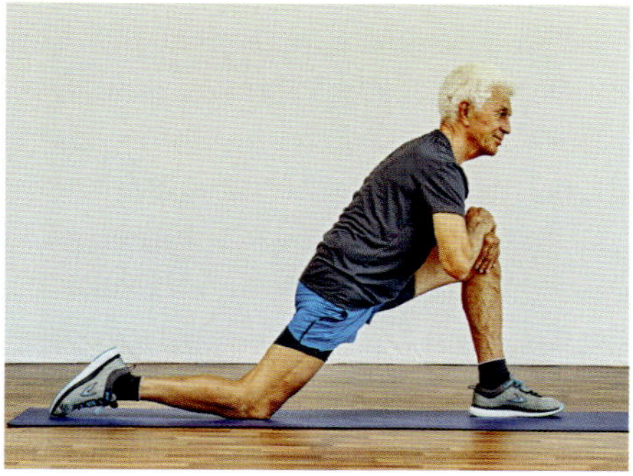

Bei Bedarf können Sie ein zusammengelegtes Handtuch oder Kissen unter das hintere Knie legen.

Gehen Sie in den Vierfüßlerstand und stellen Sie den linken Fuß zwischen Ihre Hände. Richten Sie Ihren Oberkörper auf. Sie können sich auf dem vorderen Bein oder einem Stuhl abstützen.
Schieben Sie die Hüfte nach vorn und gehen Sie dadurch langsam in einen tiefen Ausfallschritt. Das Knie soll dabei nicht über die Zehenspitze ragen. Stellen Sie bei Bedarf den Fuß weiter von sich weg.
Nach 20 bis 30 Sekunden Haltezeit wiederholen Sie die Übung auf der anderen Seite.

4 KNIE ZUR BRUST

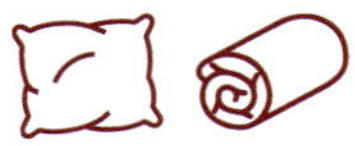

FÜR EINE LANGE OBERSCHENKELRÜCKSEITE

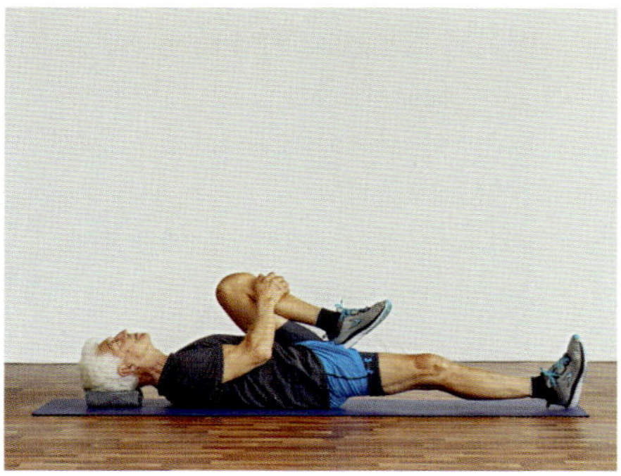

Legen Sie sich entspannt auf den Rücken. Bei Bedarf legen Sie zur Unterstützung ein Handtuch oder ein Kissen unter den Hinterkopf.
Ziehen Sie das linke Bein zur Brust. Das rechte Bein bleibt ausgestreckt und wird sogar noch etwas „verlängert“, indem Sie die Kniekehle in Richtung Boden schieben.
Halten Sie die Position 20 bis 30 Sekunden und wechseln Sie anschließend die Seite.

5 DEHNUNG OBERSCHENKELVORDERSEITE

FÜR EINEN LANGEN HÜFTBEUGER

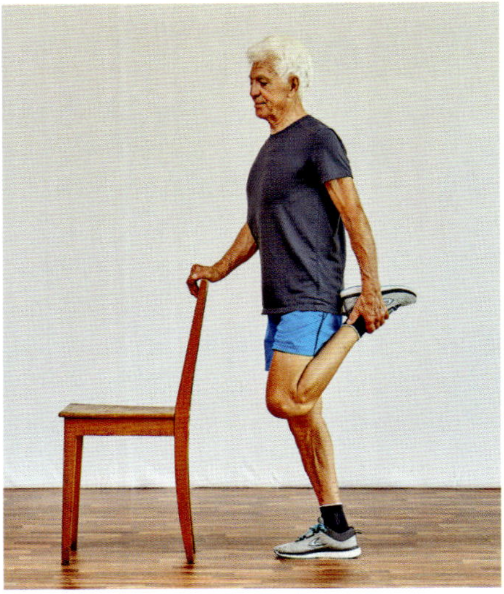

Stellen Sie sich aufrecht hin. Bei Bedarf stützen Sie sich während der Übung an einem Stuhl oder an einer Wand ab.
Verlagern Sie das Gewicht auf das rechte Bein. Beugen Sie das linke Bein, führen Sie den linken Fuß zum Gesäß und halten Sie das linke Bein kurz oberhalb des Sprunggelenks fest. Beugen Sie das Standbein leicht und schieben Sie die Hüfte nach vorn.
Halten Sie diese Position 20 bis 30 Sekunden und wechseln Sie dann die Seite.

Halten Sie sich nicht an den Zehenspitzen fest.

VARIANTE „LIEGEND" Legen Sie sich in Bauchlage auf die Matte und legen Sie den Kopf bequem auf dem rechten Unterarm ab.
Beugen Sie das linke Bein im Kniegelenk und führen Sie die Ferse in Richtung Gesäß. Halten Sie den Unterschenkel am Sprunggelenk fest (alternativ: greifen Sie den Sockenbund) und strecken Sie Ihre Hüfte lang. Sie sollten den Zug im Hüftbeuger und an der Oberschenkelvorderseite spüren.
Nach 20 bis 30 Sekunden erfolgt der Seitenwechsel.

6 DREHSITZ-DEHNUNG

FÜR DIE DEHNUNG DER OBERSCHENKELAUSSENSEITE UND GESÄSS

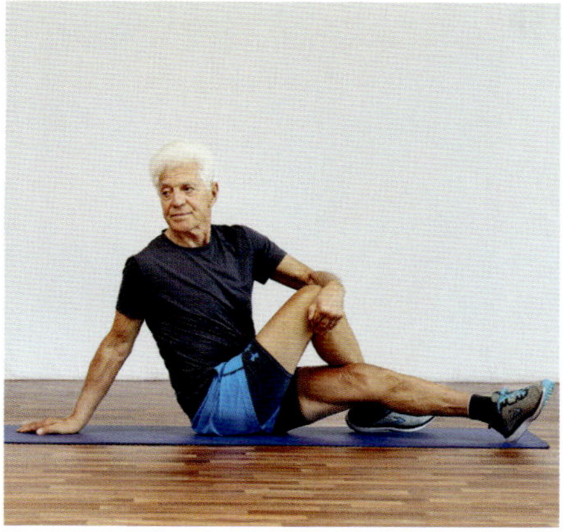

Setzen Sie sich zunächst mit gestreckten Beinen auf den Boden. Beugen Sie das rechte Bein und stellen Sie es über das linke Bein. Umgreifen Sie mit der linken Hand das rechte Knie und ziehen Sie dieses in Richtung Brust.
Stellen Sie die rechte Hand hinter Ihrem Rücken auf dem Boden auf. Rotieren Sie dann Ihren Oberkörper nach rechts. Sie können zusätzlich versuchen, über die rechte Schulter zu blicken.
Halten Sie die Endposition 20 bis 30 Sekunden und wechseln Sie dann die Seite.

7 SCHMETTERLING

FÜR DIE OBERSCHENKELINNENSEITE

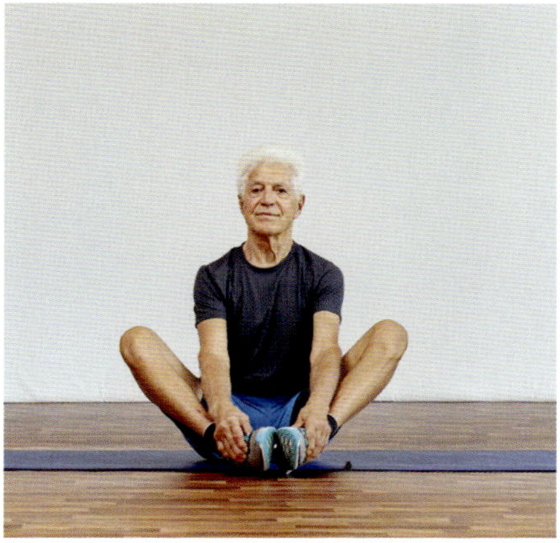

Setzen Sie sich hin und legen Sie die Fußsohlen aneinander. Verschränken Sie die Hände um die Füße oder Sprunggelenke. Richten Sie den Oberkörper auf und machen Sie sich groß.
Lassen Sie Ihre Knie sanft zur Seite aufklappen. Für mehr Intensität schieben Sie die Knieaußenseite langsam Richtung Boden.
Halten Sie die Endposition ca. 20 bis 30 Sekunden.

Sie können zur Intensivierung mit Ihren Händen leichten Druck auf die Oberschenkelinnenseite ausüben.

8 PÄCKCHEN

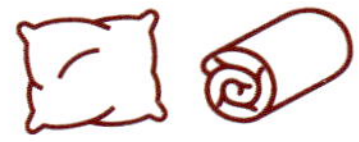

FÜR EINEN LANGEN UNTEREN RÜCKEN

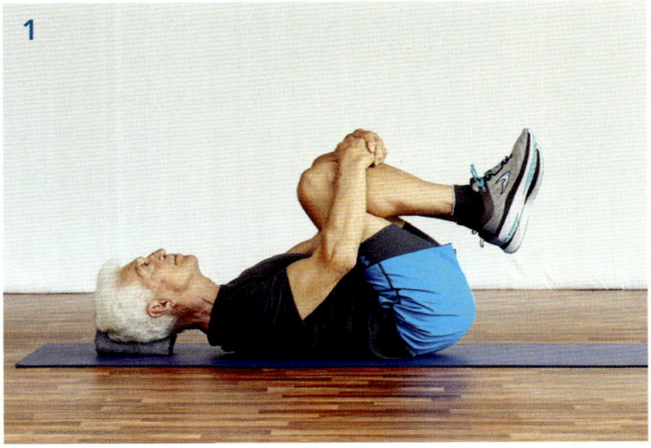

1 Legen Sie sich auf den Rücken und ziehen Sie beide Knie zur Brust heran. Bei Bedarf legen Sie zur Unterstützung ein Handtuch oder ein Kissen unter den Hinterkopf.

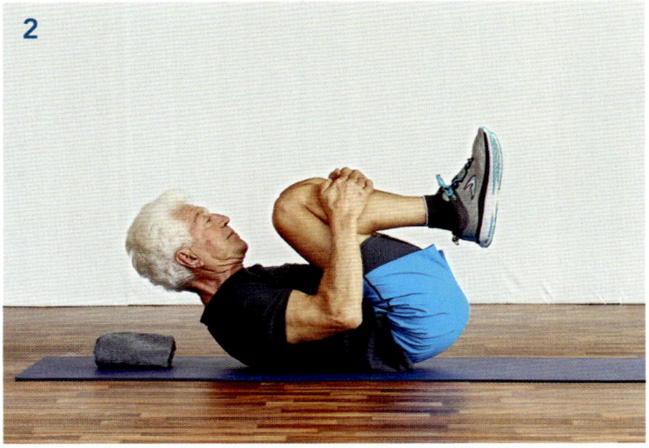

2 Umgreifen Sie Ihre Knie/Unterschenkel und schaukeln Sie leicht über den gerundeten unteren Rücken hin und her. Alternativ können Sie auch leicht nach rechts und links pendeln. Halten Sie diese Position ca. 20 bis 30 Sekunden oder pendeln Sie ca. 10- bis 12-mal hin und her.

Die Übungen „Knie zur Brust" (S. 109) und „Päckchen" lassen sich gut miteinander kombinieren. Dazu gehen Sie nach der ersten Seite „Knie zur Brust" in das „Päckchen" und wechseln daraus die Seite.

9 ROTATIONSDEHNUNG IN RÜCKENLAGE

FÜR EINE GESCHMEIDIGE OBERSCHENKELAUSSENSEITE UND EINE WEICHE FLANKE

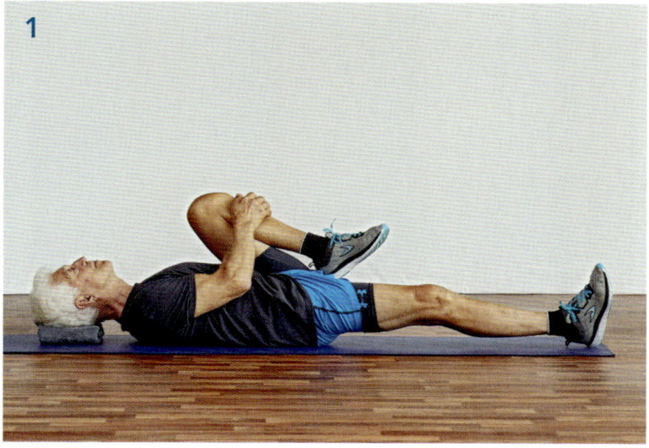

1 Legen Sie sich entspannt auf den Rücken. Bei Bedarf legen Sie zur Unterstützung ein Handtuch oder ein Kissen unter den Hinterkopf. Ziehen Sie das linke Bein zur Brust und lassen Sie das rechte Bein gestreckt. Halten Sie das linke Knie mit der rechten Hand fest.

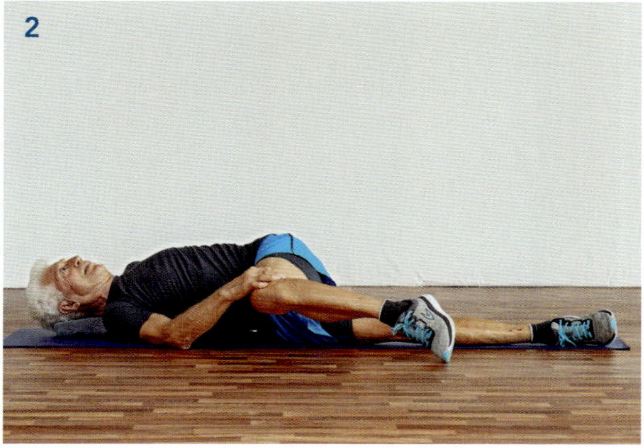

2 Ziehen Sie nun das linke Knie vor den Oberkörper nach rechts und lassen Sie das gebeugte Bein nach rechts Richtung Boden kippen. Schieben Sie zeitgleich die linke Schulter in den Boden und achten Sie darauf, dass die Schulter den Kontakt zum Boden nicht verliert. Halten Sie die Endposition für 20 bis 30 Sekunden und wechseln Sie dann die Seite.

Übungen zur Entspannung

Ein weiterer Bestandteil der Regeneration nach einer körperlichen Aktivität ist die Entspannung. Doch nicht nur nach einer gegebenenfalls etwas intensiveren Sporteinheit ist es sinnvoll, drei- bis viermal tief durchzuatmen oder einen Moment an etwas Schönes zu denken, auch im Alltag begegnen uns Situationen, die uns und unserem Körper Energie entziehen. Auf stressige Situationen und Momente reagiert der Körper mit den gleichen Symptomen wie auf körperlich herausfordernde Aktivierung. Die Durchblutung der Muskulatur nimmt zu, um diese mit sauerstoffreichem Blut zu versorgen, die Herzfrequenz steigt, die Atmung wird beschleunigt, die Grundspannung der Muskulatur wird erhöht … Das ist nur eine Auswahl von körperlichen Reaktionen auf Stress oder eine stärkere körperliche Aktivität.

Mit den folgenden Entspannungsmethoden möchte ich Ihnen einen kleinen Einblick geben, wie Sie Ihre Regeneration erweitern und stressigen Situationen im Alltag begegnen können.

Atemübungen

FÜR EIN SCHNELLES UND BEWUSSTES ENTSPANNEN

Die durchschnittliche Atemfrequenz (Anzahl der Atemzüge pro Minute) in Ruhe und ohne größere Anstrengung beträgt bei Erwachsenen etwa 12 bis 18 Atemzüge. Im Durchschnitt macht das ca. 20.000 Atemzüge pro Tag und das schon ohne Sport, körperliche Aktivität oder Stress.[3]

Die Atmung ist essenziell. Ohne Atmung können wir nicht existieren. Wir atmen ständig – ob bewusst oder unbewusst.

Aber Atmen ist nicht gleich Atmen. Die optimale Atmung ist die sogenannte Bauch- oder Zwerchfellatmung, die weniger Energie als die Brustatmung benötigt sowie ruhiger und entspannter ist. Dabei sind der Brust- und der Bauchbereich an der Atmung beteiligt.[4] Mit dieser Atmung kann der Körper am meisten Sauerstoff aufnehmen, weil die volle Lungenkapazität ausgenutzt wird. Diese dient dem Sauerstoffaustausch in der Lunge und der Versorgung unserer Muskulatur. Mit einem gezielten Atemtraining kann die Atmung generell verbessert werden, wodurch es Ihnen im Alltag gelingen kann, diese bewusst einzusetzen und zu nutzen. Dies gewährleistet eine gute Versorgung der Muskulatur und des Gehirns.

Atemübungen sind zudem die simpelsten und zugleich effektivsten Entspannungstechniken. Nicht umsonst gibt es den Tipp, dass man in stressigen Situationen zuerst einmal tief durchatmen soll.

Nehme Sie sich für die Durchführung von Atemübungen Zeit. Ich empfehle Ihnen, dass Sie sich ein Zeitfenster von 5 bis 10 Minuten erlauben, in dem Sie sich auf Ihre Atmung und innere Ruhe konzentrieren.

DAS RICHTIGE UND BEWUSSTE ATMEN: EIN GENERELLER TIPP

Einatmung: Die Luft durch die Nase bis tief in den unteren Bauchbereich fließen lassen. Die Bauchdecke darf sich dabei deutlich heben.

Ausatmung: Durch den Mund die Luft ausströmen lassen. Die Bauchdecke senkt sich und die Atemhilfsmuskulatur zwischen den Rippen zieht sich zusammen.

Probieren Sie die **Zwerchfell- bzw. Bauchatmung** in der Rückenlage auf dem Boden oder auf einer Matte aus:

Legen Sie sich mit aufgestellten oder ausgestreckten Beinen auf den Boden. Sie können gerne ein Kissen zur Unterstützung in Ihre Kniebeugen legen. Legen Sie eine Hand auf Ihre Brust und eine Hand auf den mittleren Bauchbereich.

Atmen Sie durch die Nase ein und lassen Sie die Luft bis tief in den Bauchraum einströmen, als wollten Sie die Hand auf dem Bauch mit Luft füllen. Spüren Sie, wie sich Ihre Bauchdecke hebt. Atmen Sie durch den Mund aus. Lassen Sie die Luft durch Anspannen der Bauchmuskulatur ausströmen.

Alternative für Geübte: Der Schwierigkeitsgrad der Zwerchfellatmung kann durch Ausführung im Sitzen erhöht werden.

ATEMÜBUNG 1

ATEMPHASEN BEWUSST WAHRNEHMEN UND RHYTHMISIEREN

Diese Atemübung können Sie im Liegen oder Sitzen durchführen. Hauptsache, Sie können sich entspannen und Ihren Fokus auf die Atmung legen.

Das Prinzip ist sehr simpel: Atmen Sie doppelt so lange aus wie ein. Aber bitte erzwingen Sie nichts. Wählen Sie die Zeitintervalle so, dass sie von der Rhythmisierung nicht gestresst oder unter Druck gesetzt werden. Um das Ausatmen zu unterstützen, können Sie Ihre Bauchmuskulatur ansteuern und die Luft aus dem Bauchraum herausdrücken.

ATEMÜBUNG 2

4-7-8-ATEMTECHNIK

Diese Atemübung können Sie im Liegen oder Sitzen durchführen.

Der Ablauf ist einfach: 4 Sekunden durch die Nase einatmen – 7 Sekunden den Atem anhalten – 8 Sekunden durch den Mund ausatmen.

Um das Ausatmen bewusster zu gestalten, können Sie die Zungenspitze direkt hinter den Vorderzähnen auf das Zahnfleisch legen und die Luft leicht zischend daran vorbeiströmen lassen.

ATEMÜBUNG 3

WECHSELSEITIGE NASENATMUNG

Vorbereitung: Setzen Sie sich bequem und aufrecht hin. Nutzen Sie dazu einen Stuhl, einen Hocker oder ein (Meditations-)Sitzkissen. Heben Sie Ihre rechte Hand und klappen Sie Zeige- und Mittelfinger ab. In der folgenden Übung werden Sie primär den Daumen und Ringfinger der rechten Hand nutzen, um abwechselnd das rechte und das linke Nasenloch zuzuhalten.

Durchführung Atemzyklus:

- Halten Sie sich mit dem Daumen das rechte Nasenloch zu und atmen Sie 4 bis 5 Sekunden ein.
- Verschließen Sie nun beide Nasenlöcher mit Ringfinger und Daumen und halten Sie die Luft für 10 Sekunden an.
- Öffnen Sie das rechte Nasenloch (Daumen anheben) und atmen Sie durch dieses aus.
- Halten Sie das linke Nasenloch weiterhin verschlossen und atmen Sie nun für 4 bis 5 Sekunden durch das rechte Nasenloch ein.
- Halten Sie die Luft für ca. 10 Sekunden an, öffnen Sie das linke Nasenloch und atmen Sie aus.

Den gesamten Ablauf der wechselseitigen Nasenatmung führen Sie 4- bis 10-mal durch.

Sollte ein Nasenloch bei Ihnen aufgrund einer Erkältung o.Ä. verstopft sein, so sehen Sie bitte von dieser Atemtechnik ab.

ATEMÜBUNG 4

LIPPENBREMSE

Setzen Sie sich bequem auf einen Stuhl oder Hocker. Atmen Sie tief durch die Nase ein. Im günstigsten Fall bis in den Bauchbereich (siehe Zwerchfellatmung, S. 116).

Legen Sie die Lippen locker aufeinander, sodass ein schmaler Spalt zwischen den Lippen entsteht. Atmen Sie durch diesen Spalt aus. Der leichte Widerstand verzögert die Ausatmung und beruhigt diese.

Pressen Sie die Lippen nicht aufeinander, achten Sie darauf, dass Ihre Lippen und Wangen locker bleiben.

Progressive Muskelentspannung

NACH JACOBSON

WAS IST PROGRESSIVE MUSKEL-ENTSPANNUNG NACH JACOBSON?

Wie erwähnt, bedingen sich Stress und Muskelverspannung gegenseitig. Genau hier setzt die Progressive Muskelrelaxation nach Jacobson (kurz: PMR) an. Durch Anspannen und Entspannen der Muskulatur einzelner Körperbereiche wird die Muskulatur lokal entspannt, was sich wiederum auf die Nerven auswirkt und der Stressbewältigung dient.
Die Methode geht auf den US-amerikanischen Arzt Edmund Jacobson (1888–1983) zurück, der Anfang des 20. Jahrhunderts herausfand, dass Menschen ihre Psyche über die Muskulatur positiv beeinflussen können, und daher die Progressive Muskelentspannung zur Entspannung und Stressbewältigung empfahl.

WIE FUNKTIONIERT PMR?

Das Prinzip der Progressiven Muskelentspannung ist, dass die Aufmerksamkeit bewusst auf einzelne Muskelpartien gerichtet wird. Diese werden zunächst kräftig angespannt und im Anschluss wieder gelockert. Anspannung und Entspannung einzelner Muskelpartien erfolgen dabei in einem möglichst gleichbleibenden Rhythmus sowie einer bestimmten Reihenfolge. Während einer PMR-Übung „durchwandert" man verschiedene Muskelgruppen des Körpers – von den Füßen und Beinen über Rücken und Bauch zu den Armen bis hin zur Gesichtsmuskulatur. Daher kommt die Bezeichnung Progressive (voranschreitende) Muskelentspannung.

EXEMPLARISCHER ABLAUF EINER PMR

Vorbereitung: Sollten Sie PMR losgelöst von einer sportlichen Aktivität durchführen, so achten Sie darauf, dass Sie lockere Kleidung tragen. Bei Bedarf können Sie auch Schmuckstücke oder Ihre Brille ablegen. Ungeachtet der vorherigen Aktivität begeben Sie sich in eine bequeme und entspannte Position, z. B. Liegen oder Sitzen. Sie können sich auch ein flaches Kissen unter den Kopf legen.
Lassen Sie zunächst Ihren Gedanken freien Lauf, atmen Sie tief und gleichmäßig ein und aus und nehmen Sie Ihre Umgebung wahr. Lenken Sie dann die Aufmerksamkeit auf Ihren Körper.

Durchführung: Bei der Durchführung der PMR wiederholt sich das folgende Prinzip bei jeder fokussierten Muskelpartie:

1. Spannen Sie die Muskelpartie kräftig an und halten Sie diese Anspannung für 5 bis 10 Sekunden.
2. Entspannen Sie diese Muskelpartie und spüren Sie der Entspannung für 15 bis 20 Sekunden nach.
3. Spannen Sie die gleiche Muskelpartie erneut an und halten Sie die Spannung für 5 bis 10 Sekunden.
4. Entspannen Sie diese Muskelpartie und spüren Sie der Entspannung erneut für 15 bis 20 Sekunden nach.

Spannen Sie nur die fokussierte Muskelpartie an. Der Rest des Körpers bleibt entspannt und von der Anspannung unberührt.

VORSCHLAG FÜR EINE REIHENFOLGE FÜR EINE PMR-ÜBUNG

Die folgende Reihenfolge bietet sich an, wenn Sie Ihren gesamten Körper mithilfe der PMR durcharbeiten möchten. Die Muskelbereiche der Hände, Arme, Beine und Füße werden jeweils rechts und links getrennt voneinander fokussiert. Hierbei können Sie zuerst die Hand, den Unterarm und den Oberarm der rechten Seite und dann die der linken Seite nacheinander anspannen und entspannen:

Rechte Hand, rechter Unterarm, rechter Oberarm, linke Hand, linker Unterarm, linker Oberarm, Gesicht, Nacken und Halsbereich, Schultern und oberer Rücken, rechter Fuß, rechter Unterschenkel, rechter Oberschenkel, linker Fuß, linker Unterschenkel, linker Oberschenkel, Gesäß, Ganzkörperspannung.

Sie können aber auch nur bestimmte Muskelpartien auswählen und damit eine verkürzte PMR-Übung durchführen:

Hand
Ballen Sie die Hand zur Faust, als wollten Sie einen Schwamm ausdrücken.

Unterarm
Drücken Sie die Handfläche fest gegen den Boden/die Matte.

Oberarm
Beugen Sie den Arm und bringen Sie die Hand zur Schulter.

Gesicht
Legen Sie die Stirn in Falten, kneifen Sie die Augen zusammen, pressen Sie die Lippen aufeinander und rümpfen Sie die Nase, als würden Sie eine Grimasse ziehen.

Nacken und Halsbereich
Ziehen Sie das Kinn in Richtung Brust, als wollten Sie damit ein Handtuch festhalten. Der Kopf kann dabei leicht vom Boden abheben.

Schultern und oberer Rücken
Pressen Sie Ihren Schultergürtel fest in die Matte und heben Sie zeitgleich das Brustbein nach oben in Richtung Decke an.

Rücken und unterer Bauch

Ziehen Sie den Bauchnabel nach innen und drücken Sie den unteren Rücken gegen den Boden. Stellen Sie sich vor, Sie würden ein Korsett tragen.

Füße

Knibbeln Sie Ihre Zehenspitzen, als wollten Sie ein Handtuch oder Sandkörner mit den Zehen festhalten.

Unterschenkel

Ziehen Sie die Zehenspitzen zu Ihrer Nasenspitze heran oder drücken Sie die Fersen gegen den Untergrund.

Oberschenkel

Spannen Sie die Oberschenkelmuskulatur so an, als wollten Sie eine eng anliegende Jeans zum Platzen bringen.

Gesäß

Spannen Sie das Gesäß an, indem Sie die Pobacken zusammenkneifen.

Ganzkörper

Spannen Sie beide Hände und Arme, den Nacken und Hals, die Schultern, den oberen Rücken und Bauch, beide Beine und Füße an. Verwandeln Sie sich in ein Ganzkörper-Kraftpaket und halten Sie diese Spannung für 5 bis 7 Sekunden. Lassen Sie danach alle Muskeln im Körper weich werden und spüren Sie der Entspannung nach.

ABSCHLUSS

Spüren Sie nach der Durchführung noch ein paar Minuten in Ihren Körper hinein und nehmen Sie die angenehme Entspannung im gesamten Körper wahr.

Übungspläne

PLAN 1: ALLROUND-EINSTEIGER

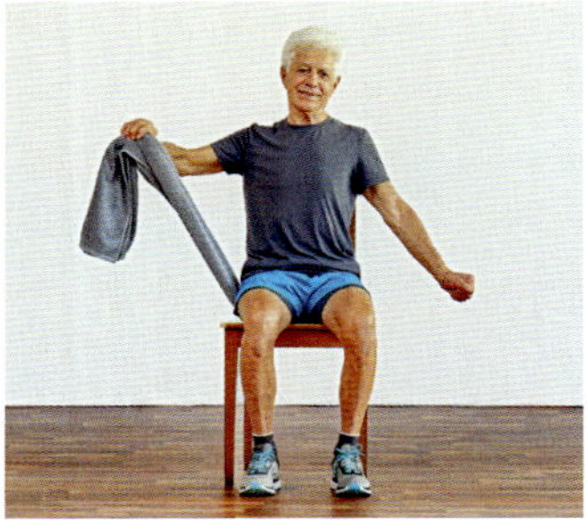

A1 Statisches Armheben seitlich

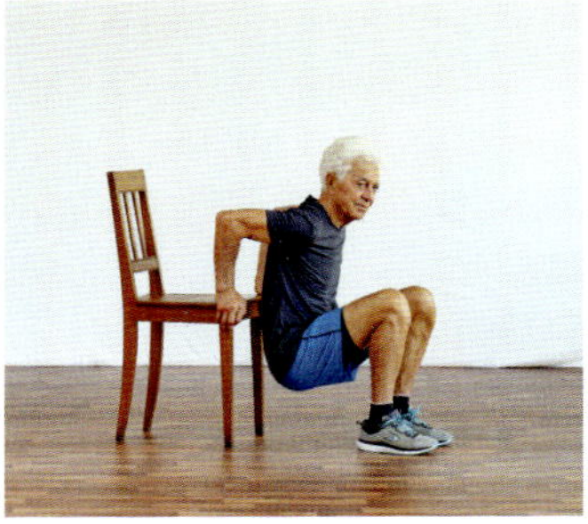

A9 Armstützbeuge auf einem Stuhl

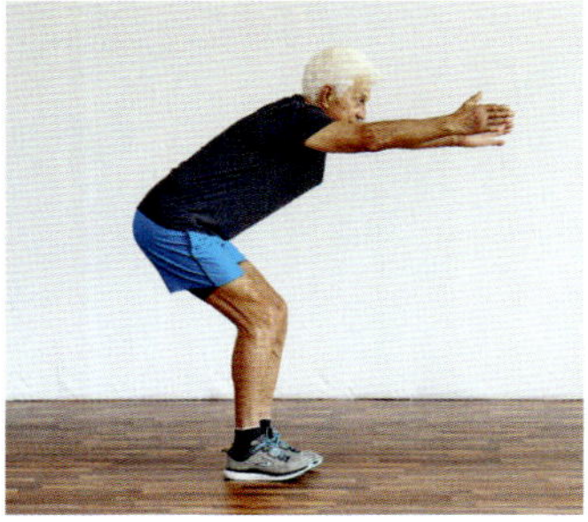

B1 Rumpfbeuge mit Armpendel

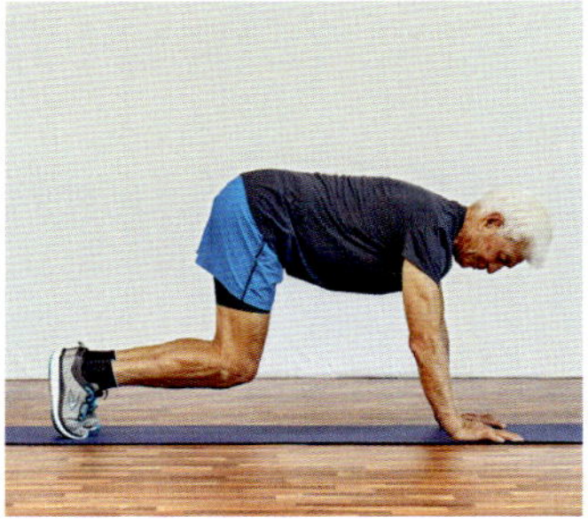

B12 Bodendrücker

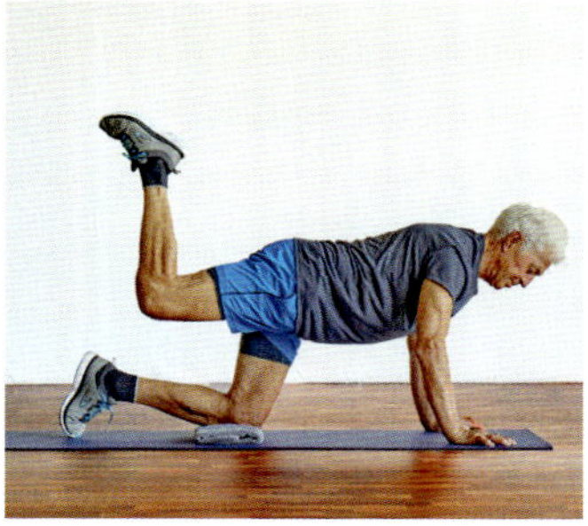

C1 Beinheben aus dem Stütz

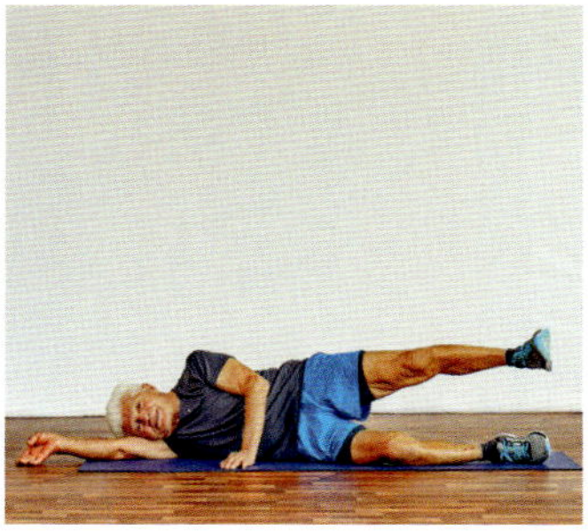

C4 Oberes Beinheben in Seitenlage

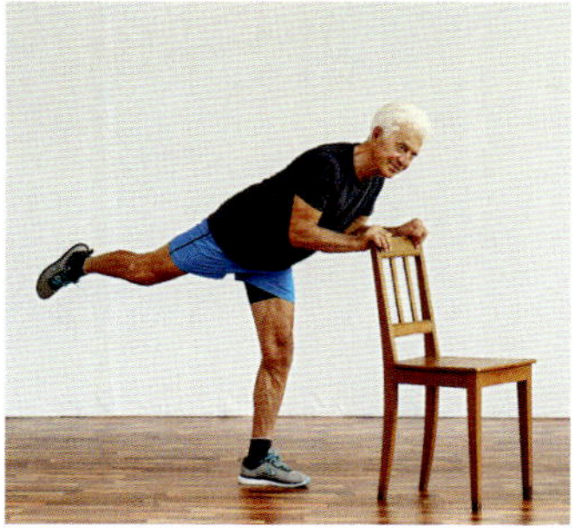

D1 Flieger aus dem Einbeinstand

PLAN 2: ALLROUND-EINSTEIGER 2

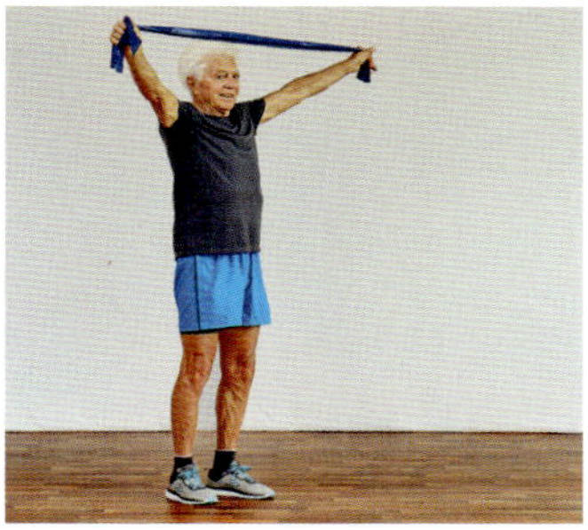

A2 Frontheben mit Gummiband

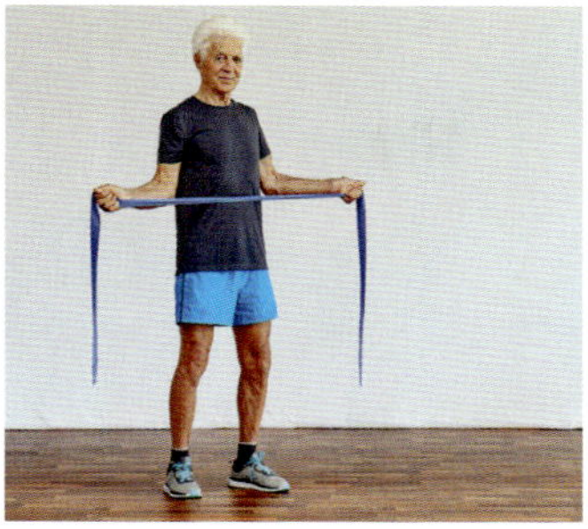

A7 Außenrotation mit Gummiband

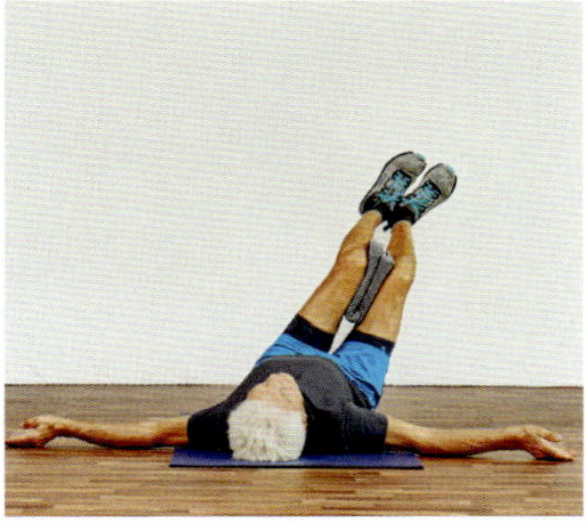

B3 Beinpendel in Rückenlage

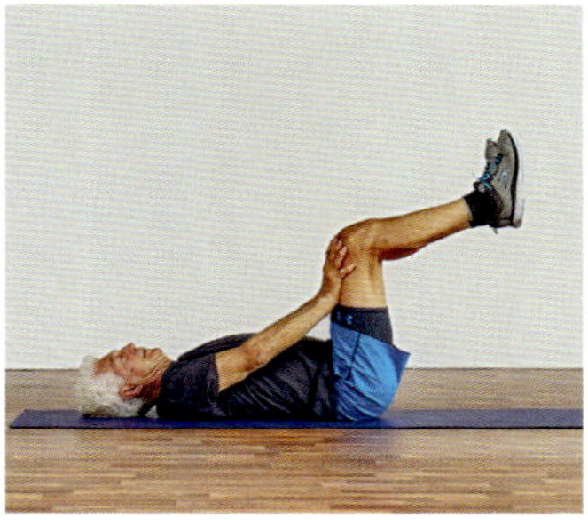

B6 Beinpresse umgekehrt

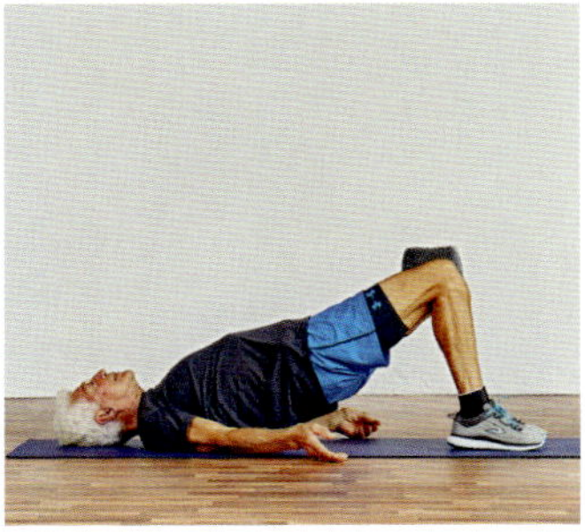

C2 Beckenheben aus der Rückenlage **ODER** …

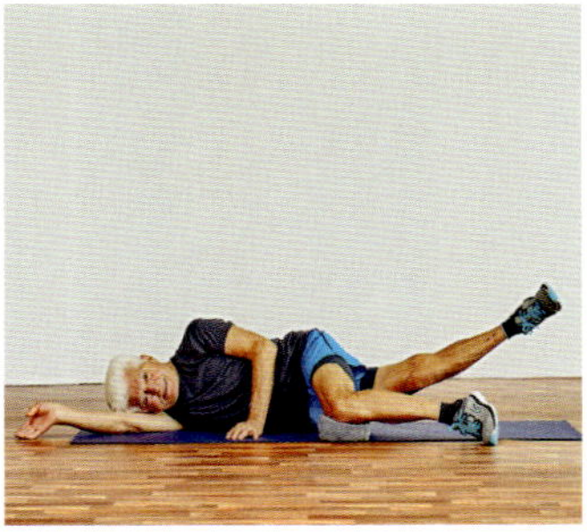

C5 Unteres Beinheben in Seitenlage

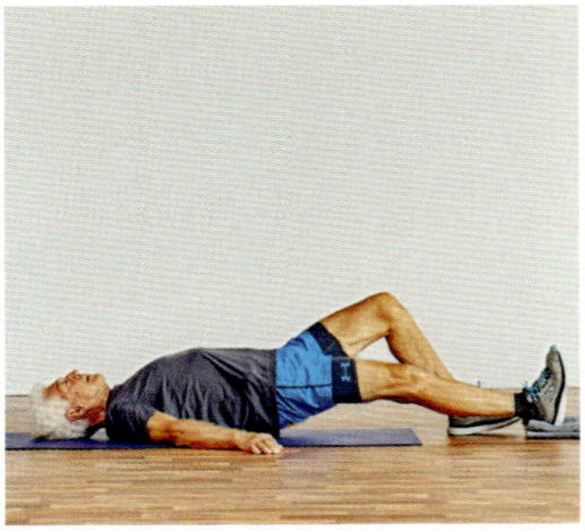

C3 Gleitendes Fersenziehen in Rückenlage

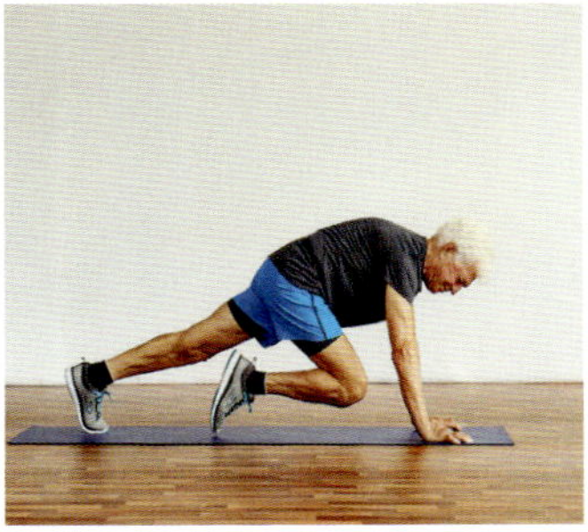

D3 Bergsteiger

PLAN 3: ALLROUND MIT GUMMIBAND

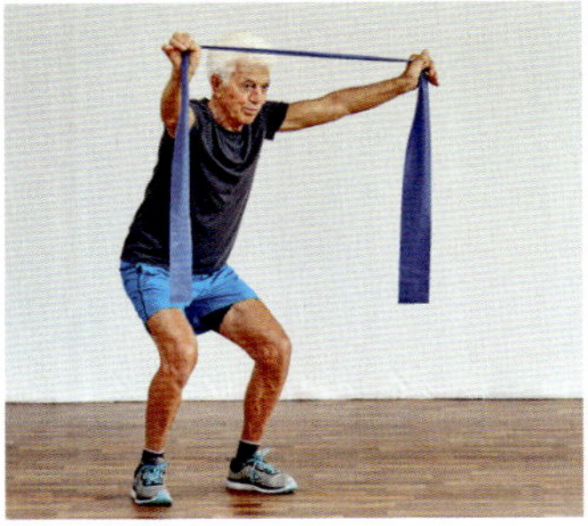

A3 Armziehen über Kopf mit Gummiband (Gewichtheber)

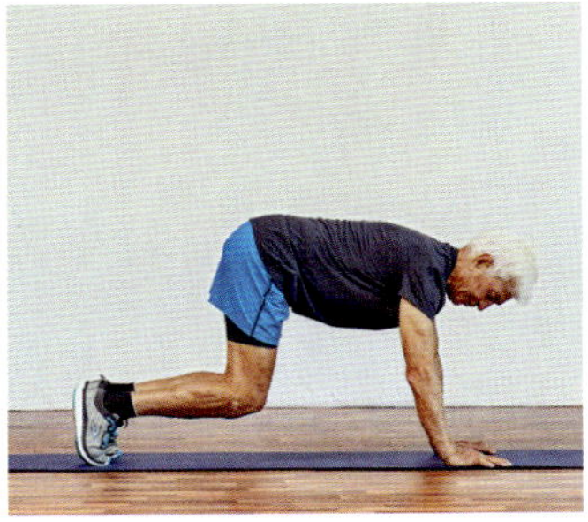

B12 Bodendrücker

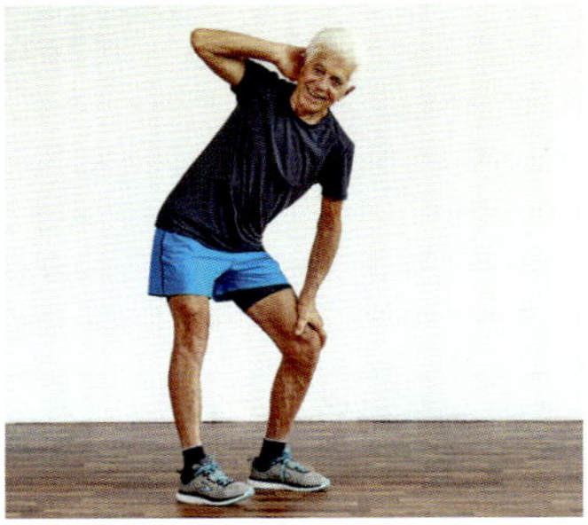

B2 Rumpfrotation aus dem Spannungsstand

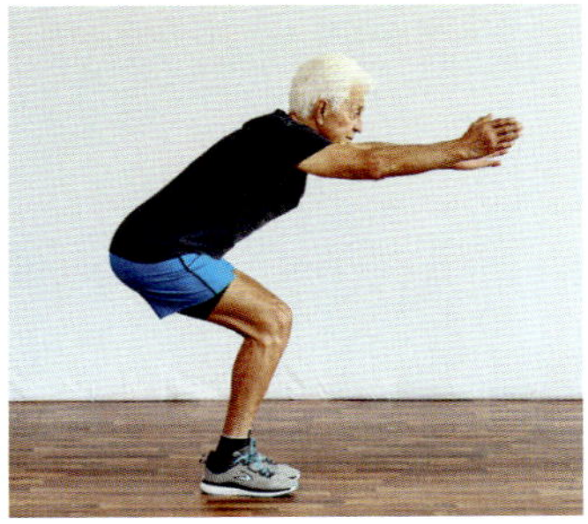

C8 Kniebeuge

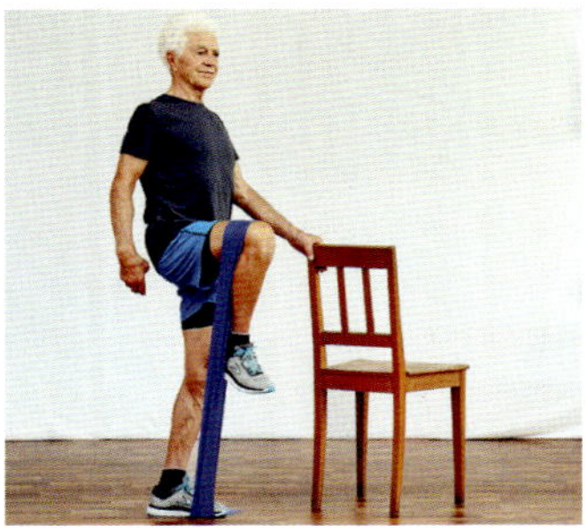

C6 Beinheben im Stand mit Gummiband

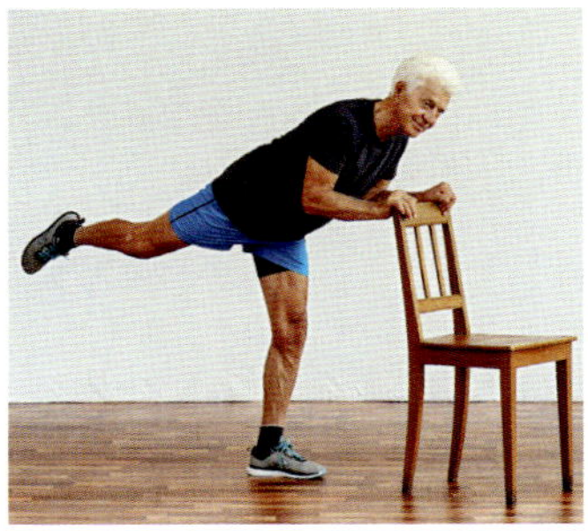

D1 Flieger aus dem Einbeinstand

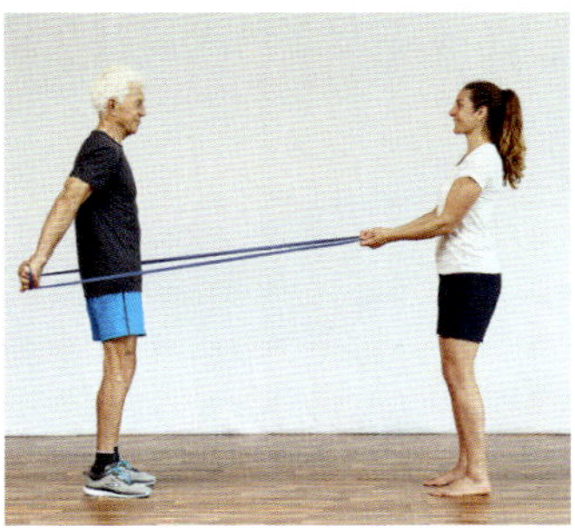

A11 Langläufer mit Gummiband

PLAN 4: ALLROUND FORTGESCHRITTENE 1

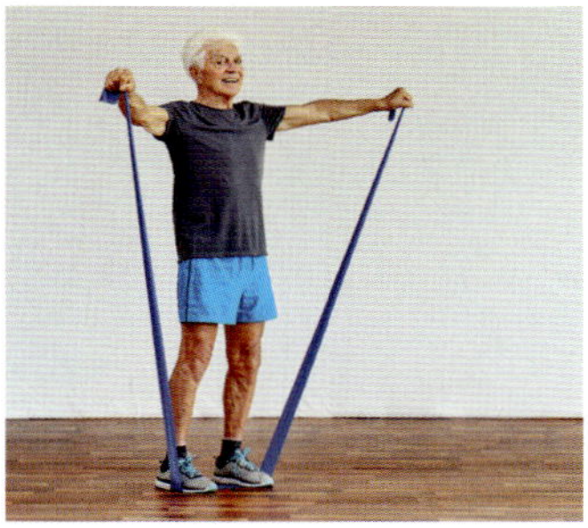

A4 Abspreizen der Arme

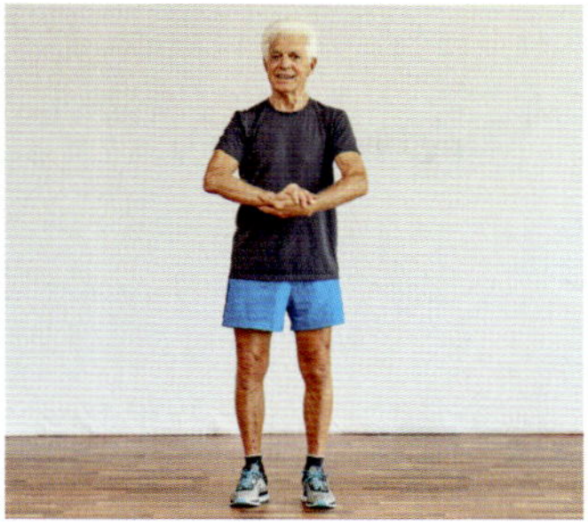

B11 Rüttelmönch

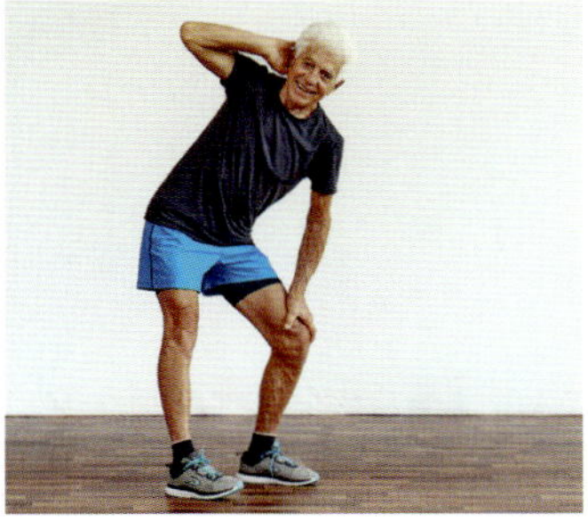

B2 Rumpfrotation aus dem Spannungsstand

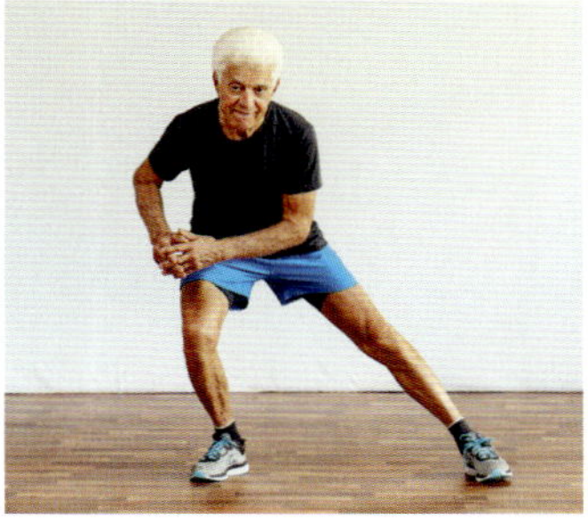

C11 Seitlicher Ausfallschritt

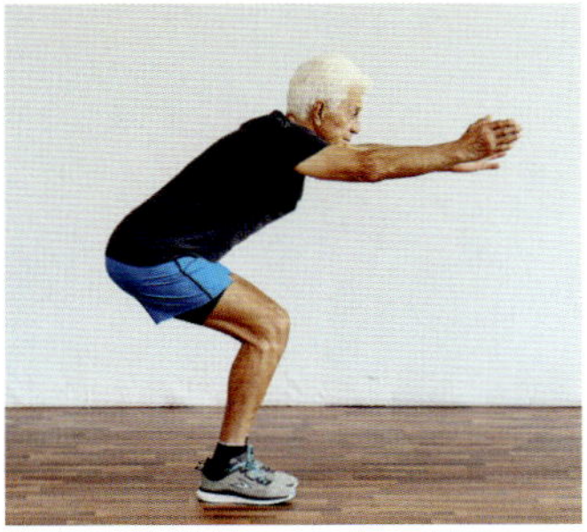

C8 Kniebeuge

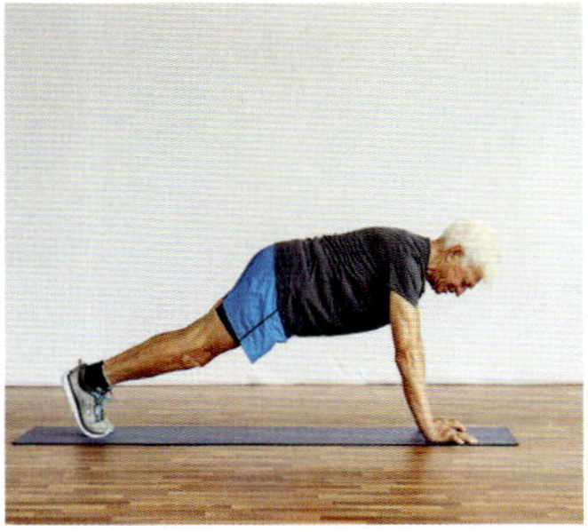

D2 Liegestütz-Variante nach Belieben

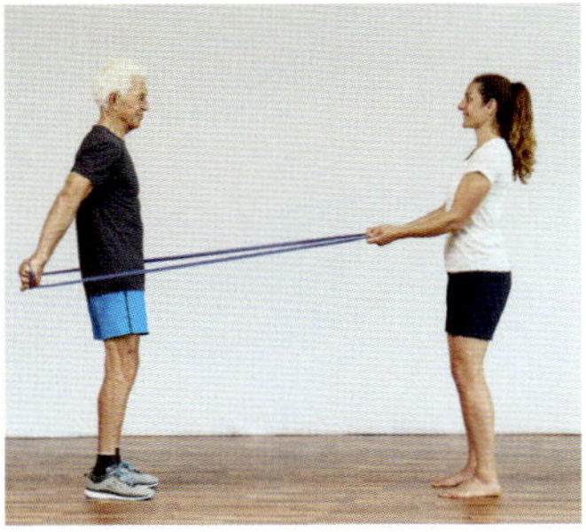

A11 Langläufer mit Gummiband

PLAN 5: ALLROUND FORTGESCHRITTENE 2

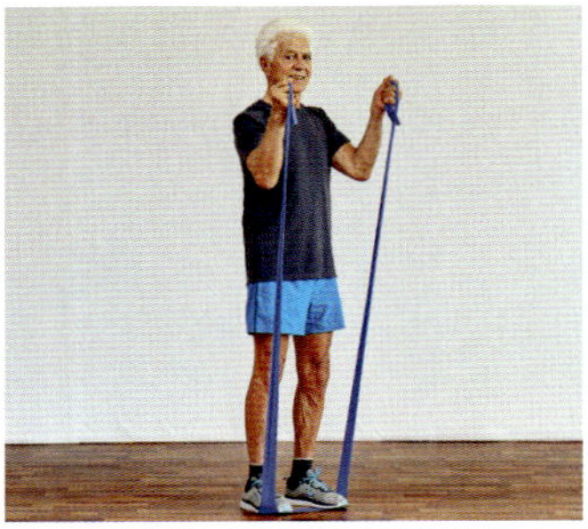

A5 Armbeugen mit Gummiband

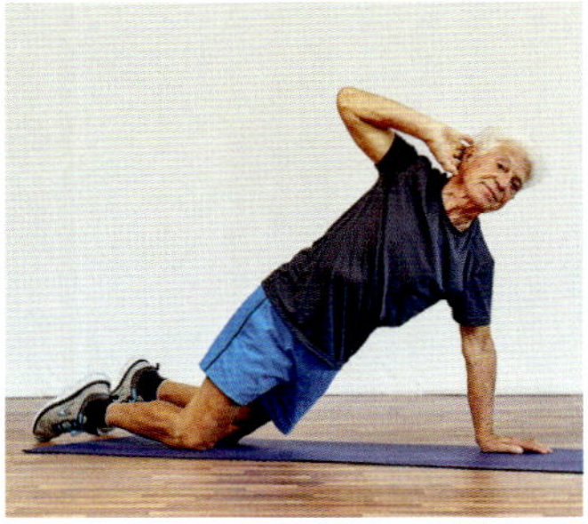

B13 Rumpfrotation aus dem Kniestand

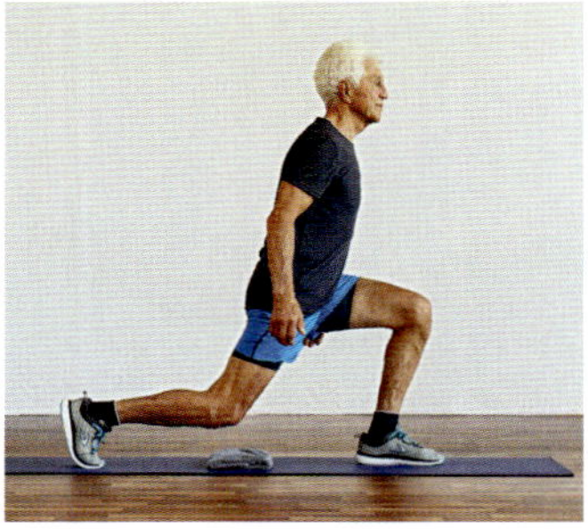

C10 Ausfallschritt aus dem Kniestand

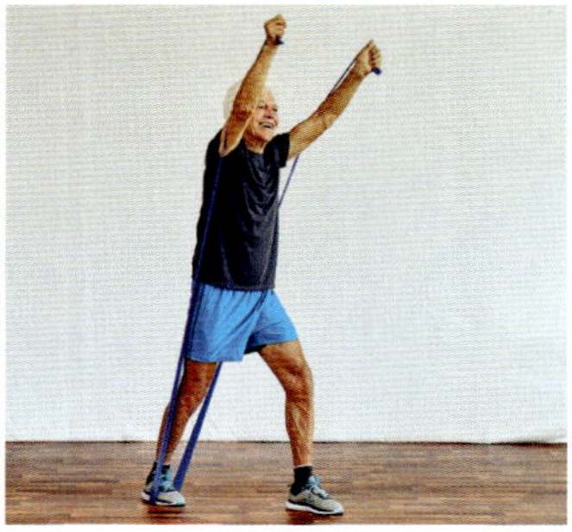

A12 Schlitten mit Gummiband

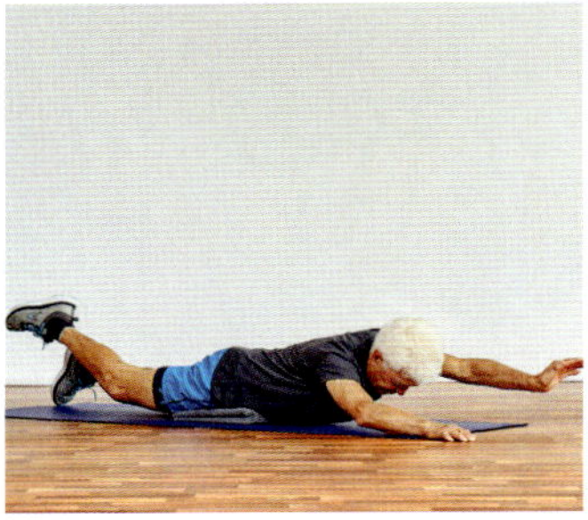

B15 Diagonalheben in Bauchlage

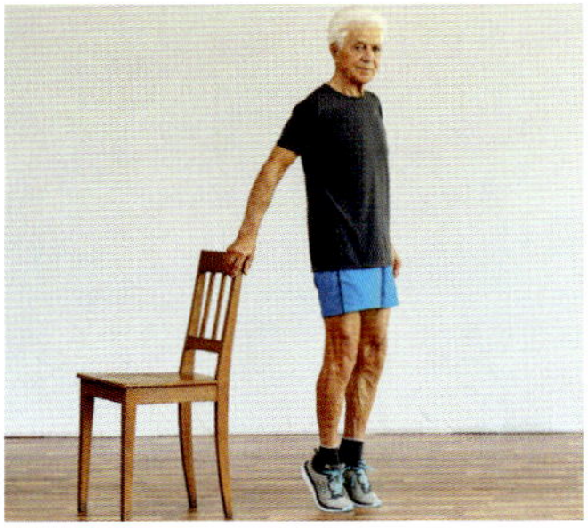

C14 Venenpumpe

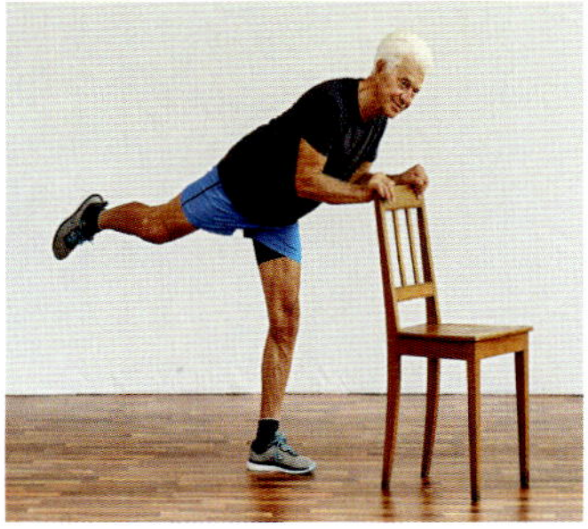

D1 Flieger aus dem Einbeinstand

PLAN 6: ALLROUND-FORTGESCHRITTENE 3

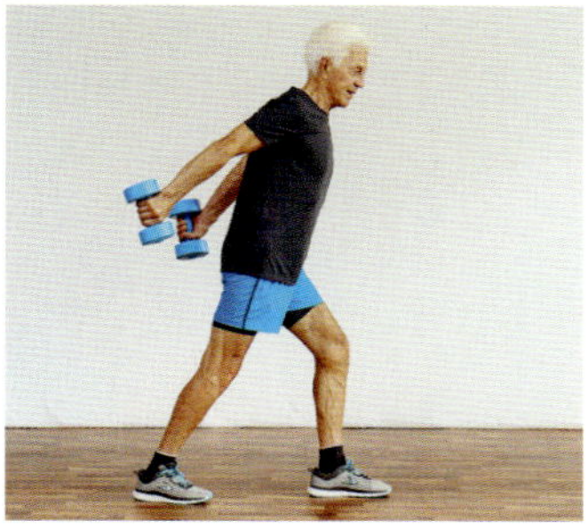

A10 Kombiübung für Schultern und Armrückseite mit Hanteln

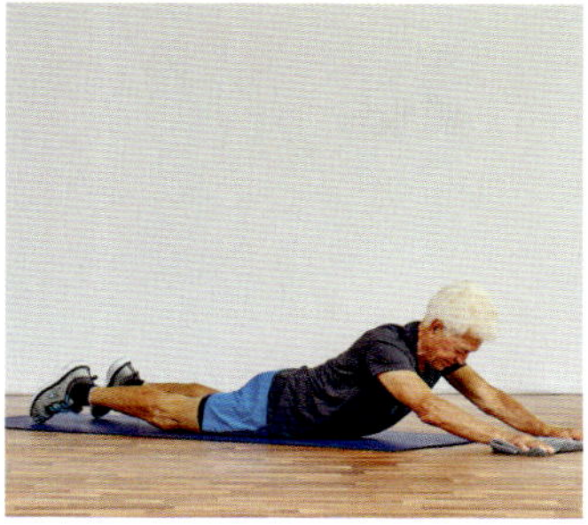

B14 Rumpfaufrichtung aus der Bauchlage

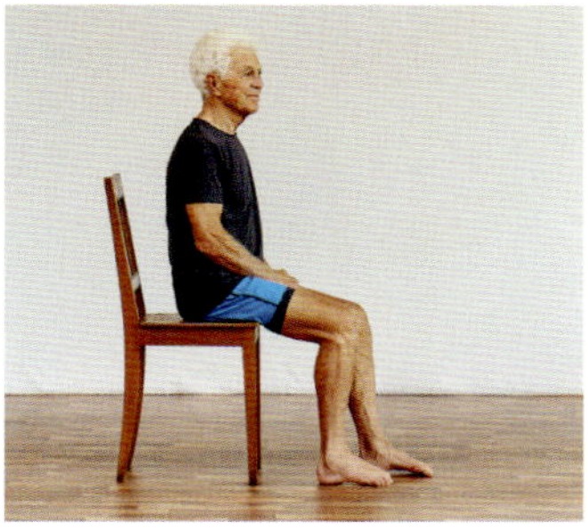

C 15 Zehen krallen

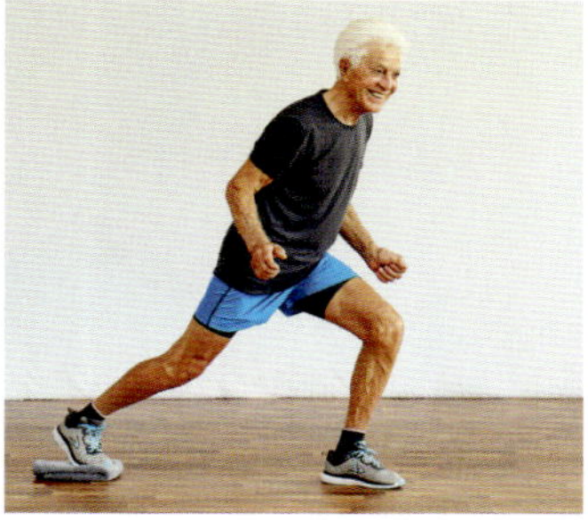

C12 Ausfallschritt mit Gleiten

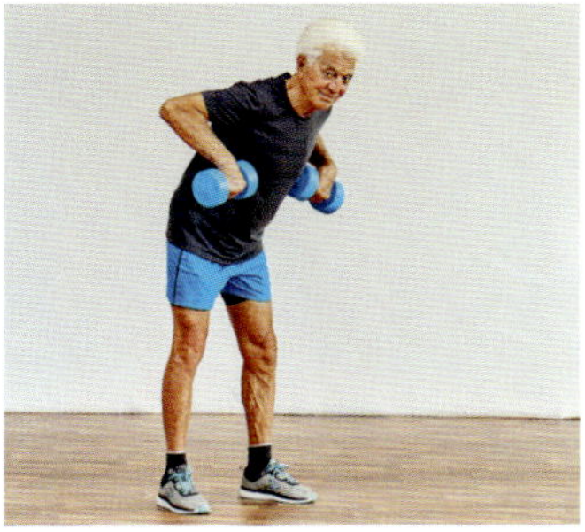

A14 Körpernahes Rudern mit Hanteln

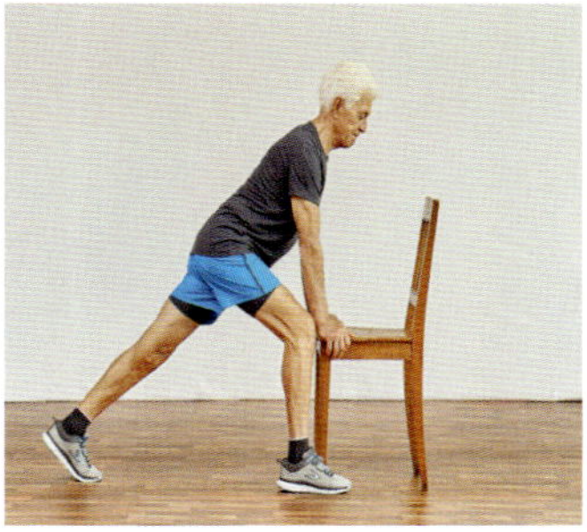

D5 Wechselsprünge im Stütz

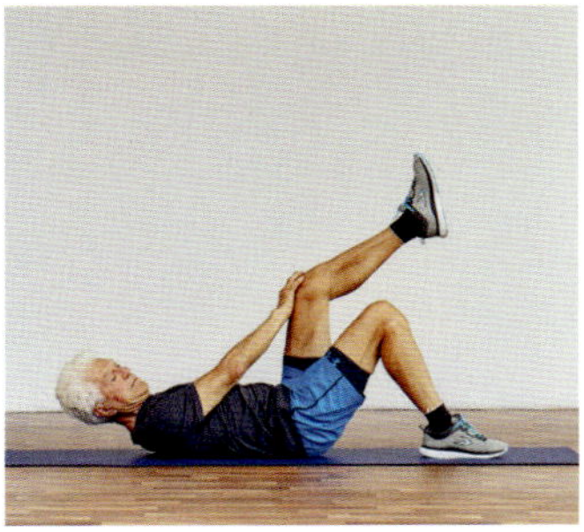

B8 Diagonalpresse

PLAN 7: VOM BODEN IN DEN STAND

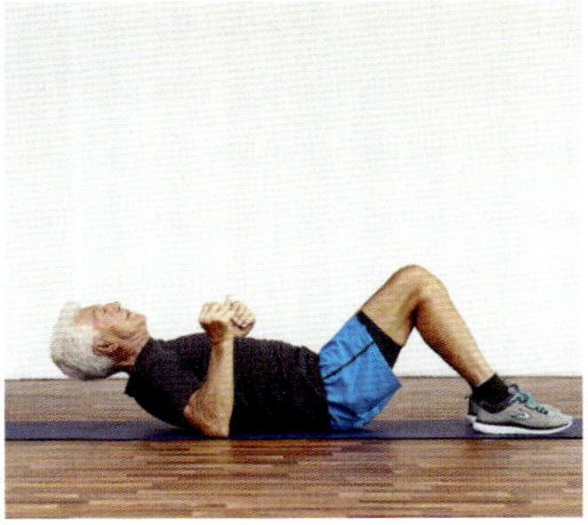

A15 Schulterblattstabilisation

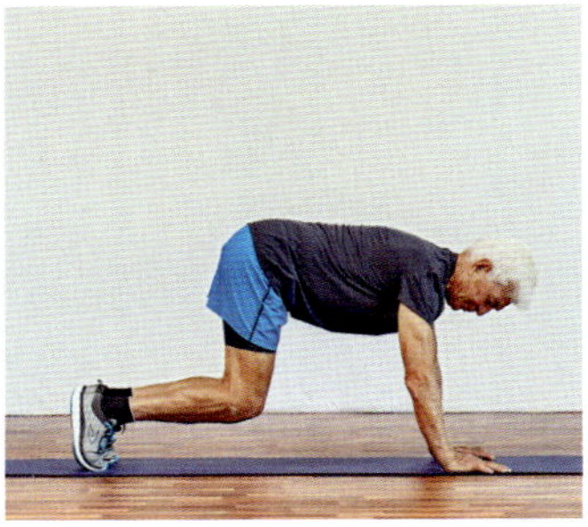

B12 Bodendrücker

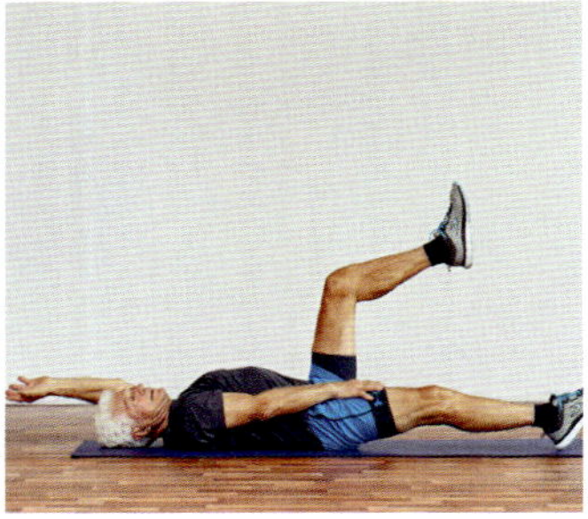

B9 Käfer

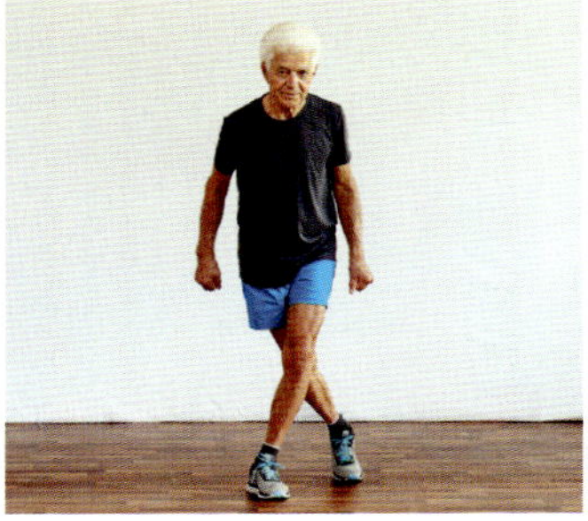

C13 Schlittschuhfahrer

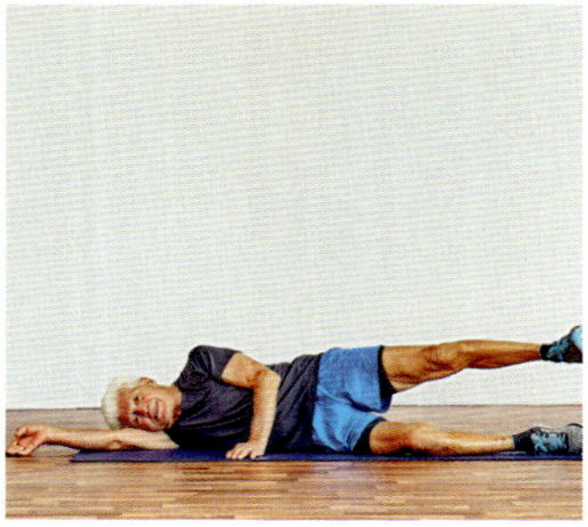

C 4 Oberes Beinheben in der Seitenlage

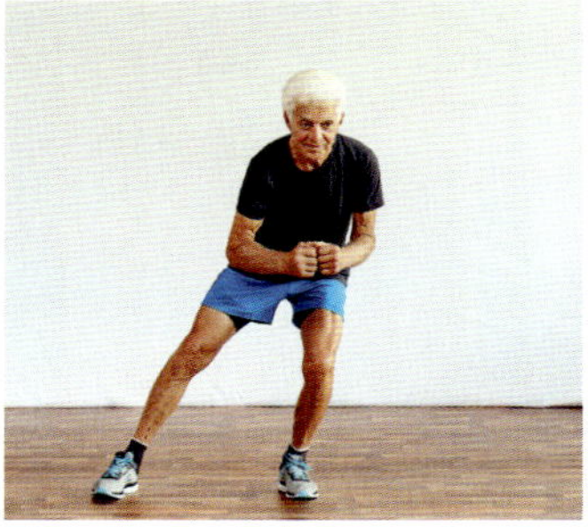

D4 Gehen in der Kniebeuge

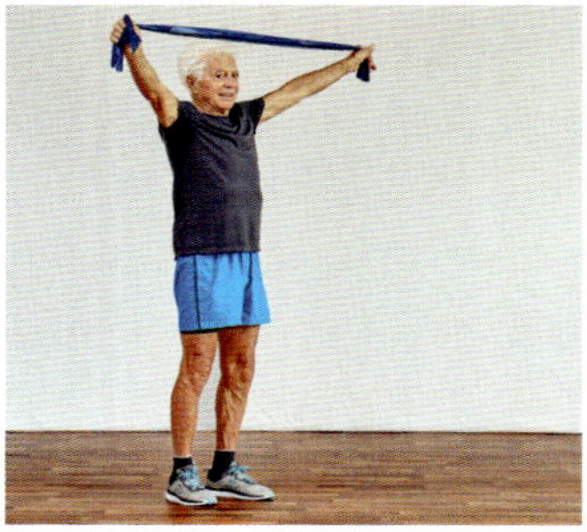

A2 Frontheben mit Gummiband

PLAN 8: SCHWERPUNKT ARME/BRUST/OBERER RÜCKEN

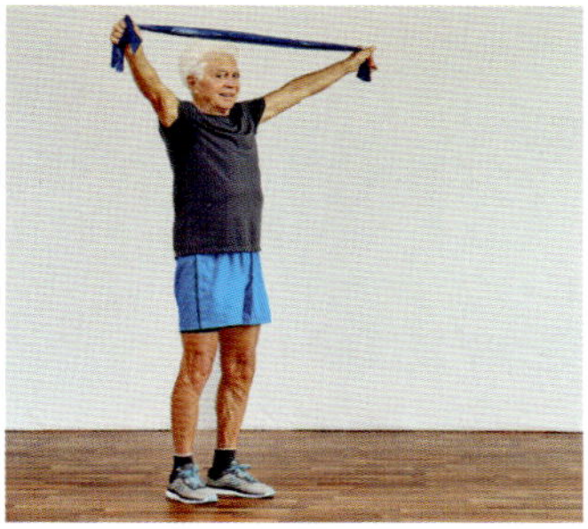

A2 Frontheben mit Gummiband

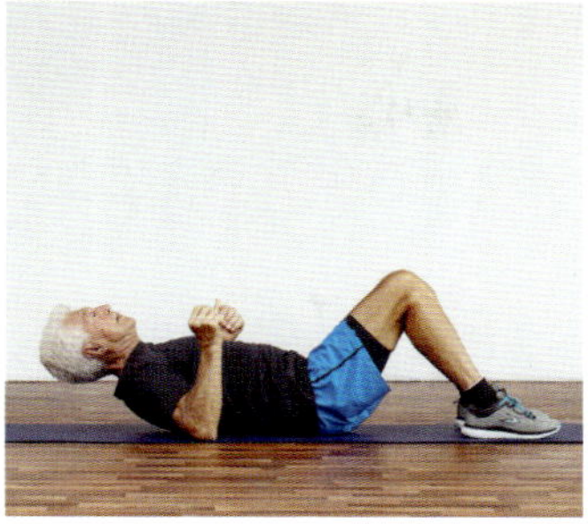

A15 Schulterblattstabilisation

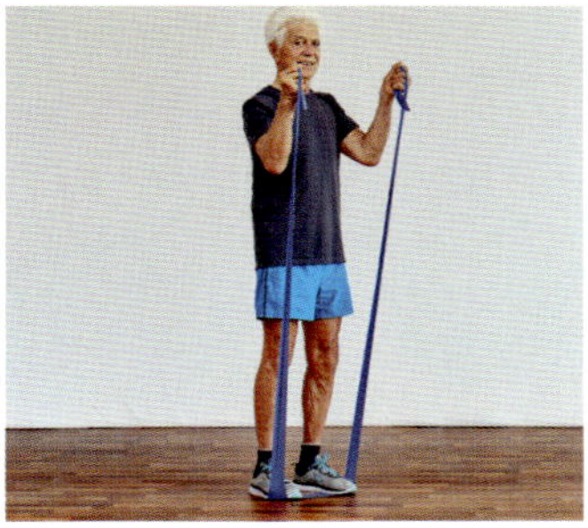

A5 Armbeugen mit Gummiband

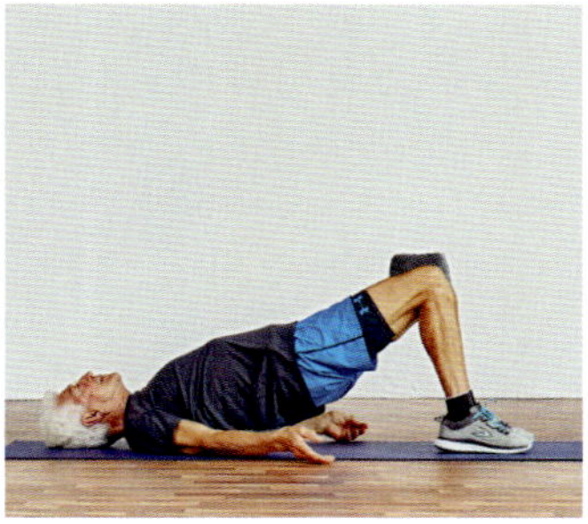

C2 Beckenheben aus der Rückenlage **ODER** …

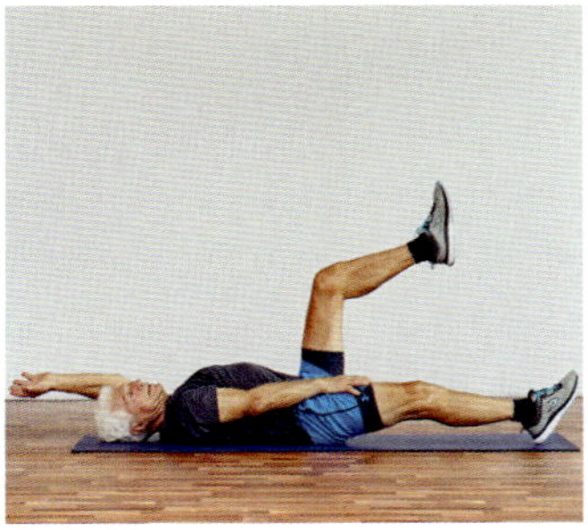

B9 Käfer

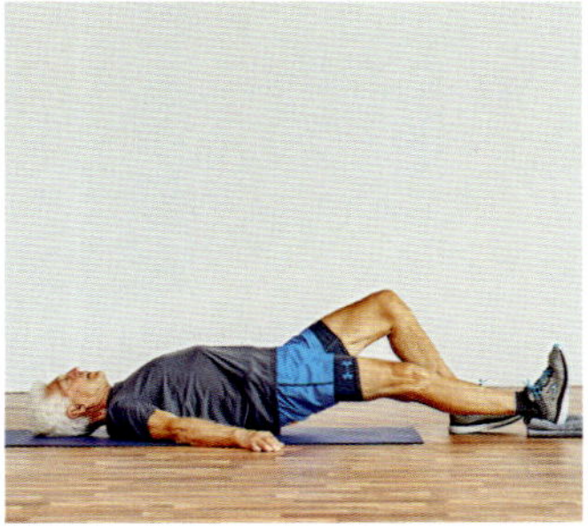

C3 Gleitendes Fersenziehen in Rückenlage

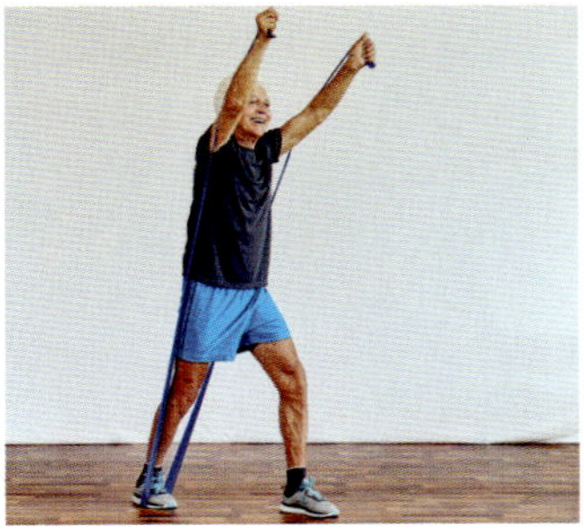

A12 Schlitten mit Gummiband

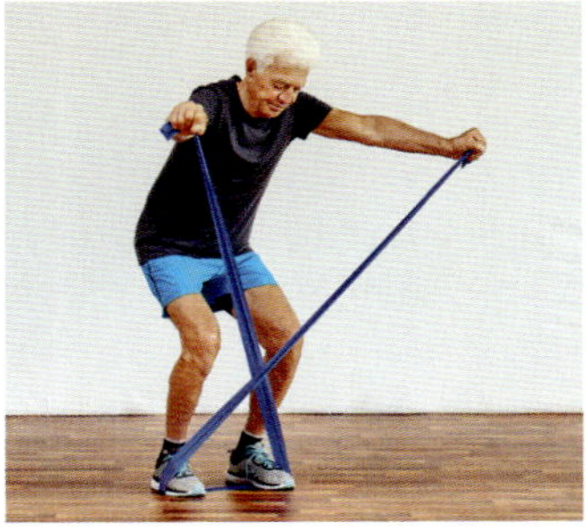

D6 Power-Kniebeuge mit Gummiband

Ein bisschen Theorie am Ende

WISSEN UND STRUKTUR SIND WICHTIG

Zum Abschluss möchte ich Ihnen in diesem Kapitel aufzeigen, was man unter „Kraft" und „Dehnung" versteht, warum Krafttraining und Stretching wichtig sind und welchen Nutzen bzw. welche Effekte Sie erwarten können.

KRAFT: WAS IST DAS?

„Kraft ist die Fähigkeit des Nerv-Muskelsystems, durch Innervations- und Stoffwechselprozesse Muskelkontraktionen mit mehr als 30 % des individuellen Kraftmaximums durchzuführen und dabei Widerstände zu überwinden, ihnen nachzugeben oder sie zu halten."[5]

Das heißt, ob ein Muskel kürzer oder länger wird, ist abhängig vom Verhältnis der Muskelspannung (innere Kraft) zum Widerstand (äußere Kraft).[6] Man kann folgende drei grundsätzliche Arbeitsweisen unterscheiden:

- **Überwindend (positiv-dynamisch oder konzentrisch):** Durch Anspannen der Muskulatur kommt es zu einer Längenänderung der Muskulatur im Zielmuskel. Sie verkürzt sich, wodurch bspw. ein Gewicht angehoben wird.
- **Nachgebend (negativ-dynamisch oder exzentrisch):** Absenken eines Gewichts, Abbremsen einer Bewegung.
- **Haltend (statisch oder isometrisch):** Halten einer Position durch Anspannen der Muskulatur.

Bei der Mehrzahl der (sportlichen) Bewegungen dominiert die überwindende Arbeitsweise, weil sich die beteiligte Muskulatur zusammenzieht (kontrahiert) und dadurch eine Bewegung entsteht.

Die Muskelkraft lässt sich in unterschiedliche Kraftfähigkeiten unterteilen: Maximalkraft, Schnellkraft, Reaktionskraft und Kraftausdauer. Im Alter verlieren Maximalkraft, Schnellkraft und Reaktionskraft zunehmend an Bedeutung. Der Fokus im Alltag liegt auf der Kraftausdauer. Beispielsweise kommt es durch langes und häufiges Sitzen schnell zu einer Ermüdung der Haltemuskulatur (u. a. Rücken und Bauch), wodurch Fehlhaltungen entstehen (z. B. Rundrücken). Ein Kraftausdauertraining vor allem der Rumpfmuskulatur kann Abhilfe schaffen. Zur Schulung der Kraftausdauer eignet sich ein Muskelaufbautraining, bei dem es nicht um „Muskelberge“ geht, sondern um die Ausprägung einer schützenden und stützenden Muskulatur.[7]

WARUM KRAFTTRAINING?

Die Weltgesundheitsorganisation (WHO) empfiehlt Erwachsenen ab 65 Jahren, an mindestens zwei Tagen pro Woche kräftigende Übungen für alle größeren Muskelgruppen auszuführen. In den aktuellen Empfehlungen und Leitlinien wird das Krafttraining besonders betont, weil Studien zeigen, dass ein erhöhtes Maß an Kraft die Lebensdauer erhöht. Ältere Menschen mit mehr Kraft bewältigen Aufgaben des unabhängigen Lebens besser und Krafttraining reduziert den Verlust von Muskelmasse.[8]

Der menschliche Organismus ist auf Bewegung und körperliche Aktivität programmiert, aber unser Lebensstil ist im Rahmen der Zivilisation mit der Zunahme von sitzenden Lebensweisen mehr und mehr bewegungsinaktiver geworden. Die Folgen sind das Auftreten typischer Zivilisationskrankheiten, wie Bluthochdruck, Herz-Kreislauf-Erkrankungen, Übergewicht oder Diabetes mellitus. Viele ältere Menschen kommen aufgrund dieses bewegungsarmen Lebensstils bereits bei normalen Aktivitäten des Alltags an ihre körperliche Leistungsgrenze. Das Treppensteigen oder Tragen einer Einkaufstasche erfordern maximale Anstrengung und schränken zunehmend die Eigenständigkeit ein.

Auch wenn das Genannte eher destruktiv und niederschmetternd klingt, so kann positiv hervorgehoben werden, dass jeder Mensch seine Fitness beeinflussen und eigenständig gegen die Inaktivität und deren Folgen vorgehen kann. „Jede zusätzliche Bewegung ist mit gesundheitlichem Nutzen verbunden. Jeder noch so kleine Schritt weg vom Bewegungsmangel ist wichtig und fördert die Gesundheit.“[9]

EFFEKTE VON KRAFTTRAINING

Unser Körper befindet sich in ständigen Auf-, Ab- und Umbauprozessen. Leider dominiert ab dem 30. Lebensjahr zunehmen der Abbau der Muskelmasse – hierbei erfolgt der Umbau von Muskeln in Fett- und Bindegewebe. Dieser Prozess kann nicht prinzipiell verhindert werden – das ist der Lauf der Natur. Auch wenn wir aktiv dagegen vorgehen, verschwindet bis zum 70. Lebensjahr bis zu ein Drittel der Muskelmasse. Ein regelmäßiges Krafttraining hilft uns, möglichst viel Muskelmasse zu erhalten. Das ist aber nicht der einzige positive Effekt, sondern es gibt noch viele weitere:

- Verhinderung oder Reduktion von Übergewicht
- Reduktion von Osteoporose
- Reduktion des Sturzrisikos durch verbesserten Gang und Mobilität
- Aufrechterhaltung kognitiver Funktionen und Prävention von Demenz
- Förderung der Selbstständigkeit, Körperfunktionen und Aktivitäten[10]

Wir fühlen uns stärker, jünger, selbstbewusster und haben mehr Lust am Leben!

DEHNUNG UND STRETCHING: WAS IST DAS?

„Der Muskel wächst in der Pause", so lautet eine Redewendung. Damit ist gemeint, dass man dem Körper nach einem Belastungsreiz, z. B. nach einem Krafttraining, Zeit und Ruhe zur Regeneration geben muss. Nach einem Belastungsreiz möchte sich der Körper quasi schützen und baut Strukturen auf, um sich gegen zukünftige Belastung zu wappnen. Man nennt das auch „Superkompensation". Und dieser Aufbauprozess der Muskulatur erfolgt in der Zeit der Regeneration.

Somit gehört zu einem ausgewogenen Training nicht nur das Belastungsmoment, sondern auch die Entspannung und Erholung danach. Ruhephasen sind sehr wichtig für die Wiederherstellung der Leistungsfähigkeit nach der Belastung. Diese Ruhephasen können durch ein planvolles Dehn- und Stretchingprogramm eingeleitet werden. Richtig angewendete Dehn- und Stretchingübungen haben folgende positive Effekte:

- Erhalt oder Verbesserung der Beweglichkeit für mehr Geschmeidigkeit in (Alltags-)Bewegungen
- Vergrößerung der maximal erreichbaren Beweglichkeit im Gelenk
- Vorbeugen von Verletzungen
- Vermeidung und Abbau von muskulären Dysbalancen
- schnellere Regeneration durch Förderung und Verbesserung der Muskeldurchblutung und somit ein schnellerer Abtransport von Abfallstoffen der Energieproduktion
- verbesserte Entspannungsfähigkeit
- verbessertes Körpergefühl

Zur vollständigen Regeneration und Entspannung können zusätzlich Atem- und Achtsamkeitsübungen durchgeführt werden.

METHODEN DES DEHNENS/ STRETCHINGS

Die Anzahl von Dehnmethoden ist mittlerweile kaum mehr zu überschauen. Primär wird zwischen statischem und dynamischem Dehnen unterschieden. Das statische Dehnen kann noch weiter in aktives, passives sowie Anspannungs-Entspannungs-Dehnen unterteilt werden.

Für unsere Zwecke der Einleitung von Regeneration und Entspannung legen wir den Fokus auf die „klassischen Dehnmethoden" des statischen und dynamischen Dehnens.

STATISCHES DEHNEN

Bei dieser Methode hält man die Dehnung für mindestens 20 bis 30 Sekunden. Beim aktiv-statischen Dehnen wird die Dehnposition durch eigene Muskelkraft eingenommen. Der Gegenspieler des gerade zu dehnenden Muskels spannt an, wodurch die Dehnposition erreicht wird, die dann gehalten wird. Beim passiv-statischen Dehnen wird die Dehnposition durch „äußere" Kräfte bspw. die Unterstützung eines Partners oder unter Zuhilfenahme einer Wand oder eines Gummibands eingenommen.

Statisches Dehnen eignet sich nicht im Aufwärmprogramm, weil hierbei die Muskulatur warm sein sollte.

DYNAMISCHES DEHNEN

Beim dynamischen Dehnen wird der Muskel in der Endposition nicht konstant gestretcht, sondern durch leichtes Federn abwechselnd in die Länge gezogen und wieder gelockert. Eine wippende Bewegung ist typisch für dynamisches Dehnen.

Anmerkungen

1 Vgl. Bundeszentrale für gesundheitliche Aufklärung (2020), S. 5.
2 Ebd. (2020), S. 34.
3 Habben et al. (2018).
4 Vgl. Schrör (2022).
5 Friedrich (2007), S. 139.
6 Vgl. Friedmann (2018), S. 49.
7 Vgl. Friedrich (2007), S. 207.
8 Vgl. Wackerhage et al. (2021), S. 91.
9 Bundeszentrale für gesundheitliche Aufklärung (2020), S. 33.
10 Vgl. ebd., S. 34ff.; Theiss (2014), S. 24ff.

Literatur

Bundeszentrale für gesundheitliche Aufklärung (BZgA), Rütten, A. & Pfeifer, K. (Hrsg.) (2020): Forschung und Praxis der Gesundheitsförderung – Sonderheft: 03 Nationale Empfehlungen für Bewegung und Bewegungsförderung. Köln.

Friedmann, K. (2018): Fit sein durch Ausdauer und Kraft. Sporttheorie für die Schule. Lichtenstein: Promos Verlag, 2. überarb. Aufl.

Friedrich, W. (2007): Optimales Sportwissen – Grundlagen der Sporttheorie und Sportpraxis. Balingen: Spitta Verlag, 2. überarb. und erw. Aufl.

Habben, M. et al. (2018): Atemfrequenz. https://flexikon.doccheck.com/de/Atemfrequenz (Zugriff am 02.05.2024).

Schrör, S. (2022): Bauchatmung (Zwerchfellatmung). NetDoktor.de (Zugriff am 02.05.2024).

Wackerhage, H. et al. (2021): WHO-Leitlinien zu körperlicher Aktivität und sitzendem Verhalten. In: Bayrisches Ärzteblatt 3/2021, S. 91–93.

Theiss, C. (2014): Ich mach dich fit! Ohne Geräte nur mit deinem Körper. München: Verlag Zabert Sandmann, 2. Aufl.

Über die Autorin

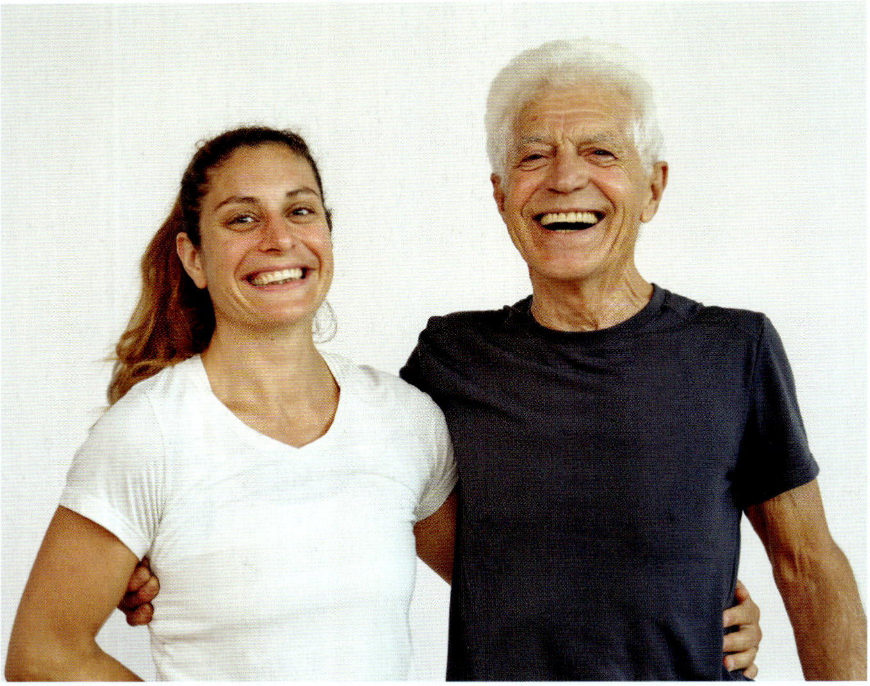

LUISA APPELLES

arbeitet seit vielen Jahren als Sportwissenschaftlerin an Schulen, Sportschulen und für verschiedene Sportverbände. Als Referentin in den Bereichen Sport und Gesundheit, Group-Fitness und Outdoor-Fitness ist ihr die Vermittlung von Wissen über Sport, Bewegung und Trainingsgestaltung wichtig, wobei Freude und Spaß an Bewegung im Vordergrund stehen. Ihre Leidenschaft für das Tanzen gibt sie als Tanzpädagogin in Workshops mit viel Herzblut weiter.

HEINZ APPELLES

modelt hier zum ersten Mal. Er ist der Vater von Luisa Appelles und hat seine Liebe zum Sport an sie weitergegeben. Und er zeigt hier: Fitness kennt kein Alter!